Michael Rupprecht

Die besten Akupunkturindikationen Orthopädie

Eine Arbeitsanleitung in Wort und Bild

lehmanns media

1 Allgemeiner Teil

1.1 Prinzipien der Punktauswahl/Behandlungsregeln

Allgemeine Prinzipien der Punktauswahl

Vor der Behandlung stehen **Diagnostik** und Festlegung des **Therapieziels**

Therapie der **lokalen Symptome**

Therapie einer **übergeordneten Störung**

Mögliche Akupunkturpunktwirkungen

- Lokale Wirkung (Nahpunkte)
- Meridianwirkung (Fernpunkte)
- Syndromwirkung (übergeordnete Punkte)

Nahpunkte / Lokalpunkte

Jeder Akupunkturpunkt wirkt als **Nahpunkt**

- Am Ort seiner Lokalisation
- In seiner unmittelbaren Umgebung

Als Nahpunkte wählt man

- Lokale **Meridianpunkte** / **Extrapunkte** im Bereich der Störung
- Druckempfindliche / verhärtete Punkte ohne Meridianbezug (**Ashi-Punkte**) im Bereich der Störung

Nahpunkte

- Nahpunktc wcrdcn cinscitig im Bcrcich dcr Störung gewählt
- Nahpunkte werden mit Fernpunkten kombiniert
- Im Bereich von Entzündungen, **hochakuten** Prozessen, Narben und empfindlichen Organen werden **keine Nahpunkte** verwendet

Fernpunkte / Meridianpunkte

- Werden anhand der **Lokalisation und Ausstrahlung des Schmerzes** bestimmt
- Sind **fern dem Ort der Erkrankung** / des Schmerzes, distal von Knie und Ellenbogen
- Liegen auf **Meridianen,** welche das **betroffene Areal erreichen**

Fernpunkte / Meridianpunkte

- Wirken **entlang des entsprechenden Meridians** auf den Ort der Erkrankung
- Wirken auch über den **korrespondierenden Meridian der gleichen Meridianachse**
- Werden beidseitig angewendet
- Fernpunkte werden mit Nahpunkten kombiniert

Orthopädie-relevante Meridianachsen

- Achsen der **sechs** Yang-Meridiane
- **Yang-Ming-Achse:** Dickdarm / Magen
  (ventral)
- **Shao-Yang-Achse:** 3-Erwärmer / Gallenblase
  (lateral)
- **Tai-Yang-Achse:** Dünndarm / Blase
  (dorsal)

Yang-Ming-Achse

Dickdarmmeridian

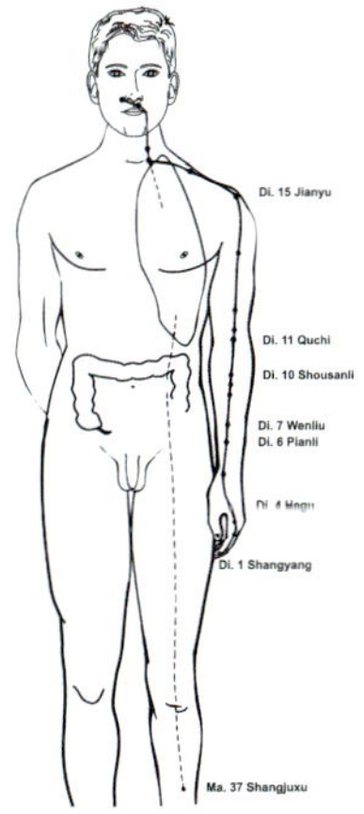

Magenmeridian

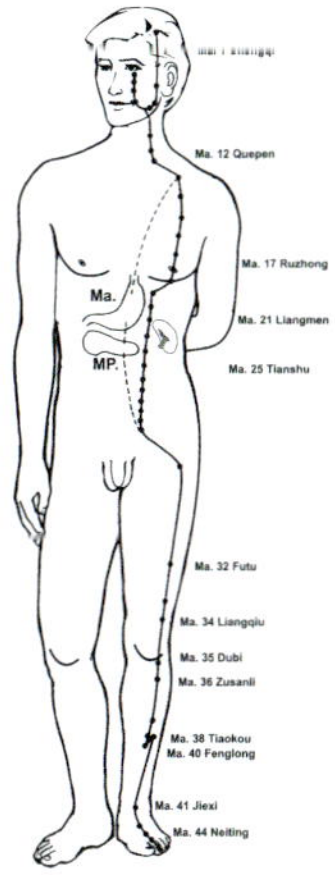

Shao-Yang-Achse

3-Erwärmer-Meridian

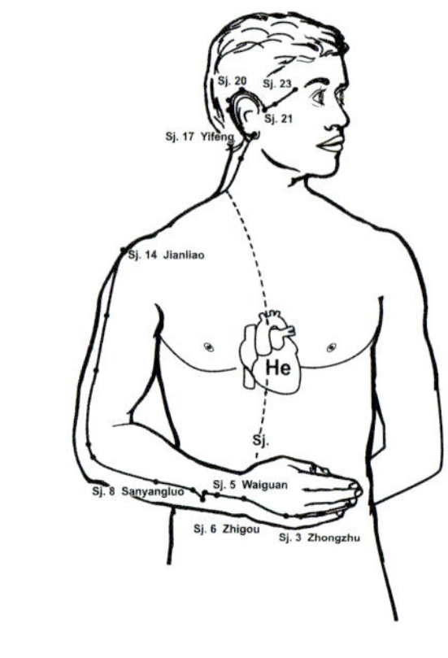

Gallenblasenmeridian

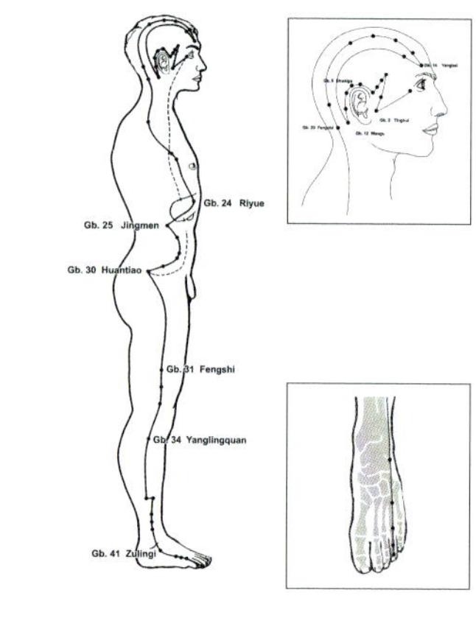

Tai-Yang-Achse

Dünndarmmeridian

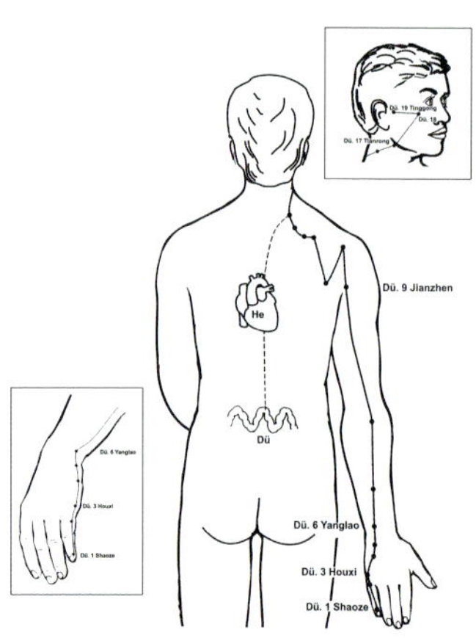

Blasenmeridian

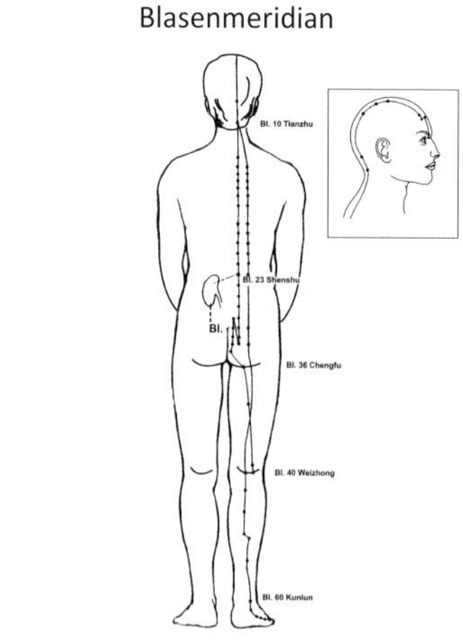

Fernpunkte definierter Körperregionen

Verwendung unabhängig von Meridiantheorie:

- Di4 : Gesicht / Kopf
- Lu7 / Wailaogong (Ex-UE8) : Nacken
- Ma38 / Wailaogong (Ex-UE8): Schulter
- Pe6 : Thorax / Oberbauch
- Ma36 : Abdomen
- Mi6 : Urogenitalregion
- Bl40 / Yaotongdian (Ex-UE7) : Lumbalregion

Die acht Meisterpunkte

Wirken auf bestimmte Körperstrukturen:

- Le13 Speicherorgane (Zhang)
- Ren12 Hohlorgane (Fu)
- Ren17 Atmungs-Qi
- Bl17 Blut
- Bl11 Knochen
- Gb34 Sehnen und Muskeln
- Gb39 Knochenmark
- Lu9 Gefäße

Übergeordnete (spezifische) Punkte

- **Bei Qi-Stagnation:** Di4, Le3, Gb34
- **Psychisch ausgleichend:** Du20, Yintang (Ex-HN3), Hz7, Bl15, Pe6
- **Tonisierend: Qi/Yang** ➔ Ren6, Du4, Bl23, Ni3, Ni7, Ma36,
  Yin ➔ Ren4, Bl23, Ni3, Ni6, Mi6
- **Moxibustion bei Kälte/Leere:** Ren6, Du4, Bl23, Ni7, Ma36

Fünf-Finger-Regel

Merkhilfe zum Aufbau eines Behandlungsschemas

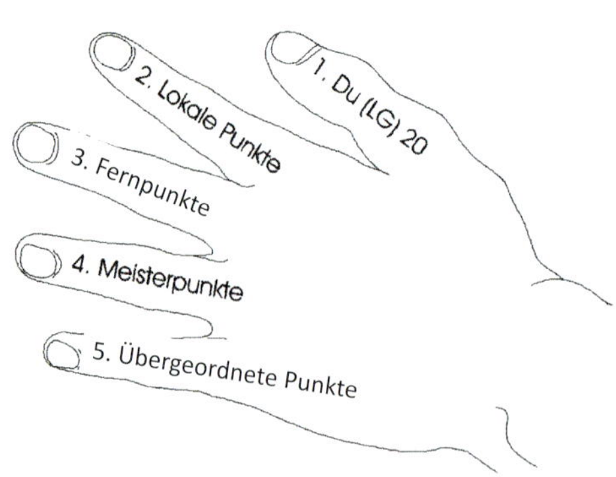

Aufbau eines Akupunkturschemas

- Evtl. **Du20** zur allgemeinen Entspannung
- **Lokalpunkte** einseitig im Bereich der Beschwerden
- **Fernpunkte** beidseits nach **Meridianverlauf / Meridianachse,** meist je ein Punktpaar auf dem entsprechenden Arm und Beinmeridian
- **Übergeordnete Punkte** beidseits nach Krankheitssyndromen: Meisterpunkte, spezifische Punkte

Regeln der Therapiedurchführung

Häufigkeit : 2 x pro Woche (akut→ bis zu 1x täglich, chronisch und bei Leerezustand→ 1 x pro Woche)

Anzahl der Behandlungen :
10 bis 12 mal, dann meist Pause

Anzahl der Nadeln :
ca. 10 bis 20 Nadeln pro Sitzung

Nadelungsdauer : 15 bis 30 Minuten

Behandlungsposition : entspanntes Liegen

Nadelsensation : das Auslösen des **De-Qi** ist für die Wirkung entscheidend!

Erfolgsaussichten generell

- Akupunktur kann **funktionelle Prozesse** beeinflussen, **nicht die Struktur** verändern
- Je ausgeprägter der Anteil der strukturellen Veränderung an den Beschwerden, desto geringer die Erfolgsaussichten

z. B.: Lumbalgie: Muskelproblem > Arthrose > Bandscheibenprolaps > Spinalkanalstenose

Cun-Maß (C)

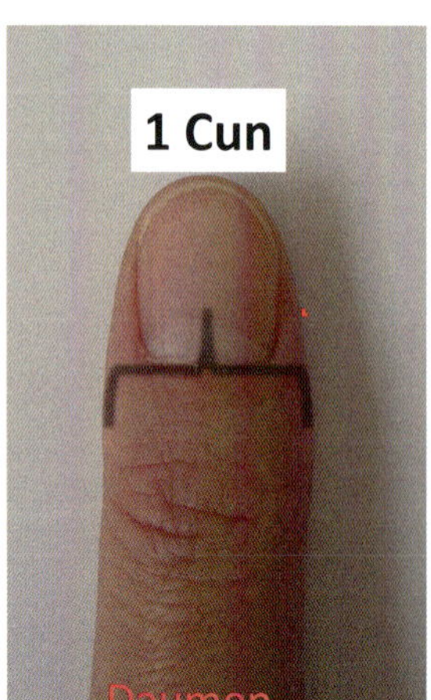

Handgröße des Patienten

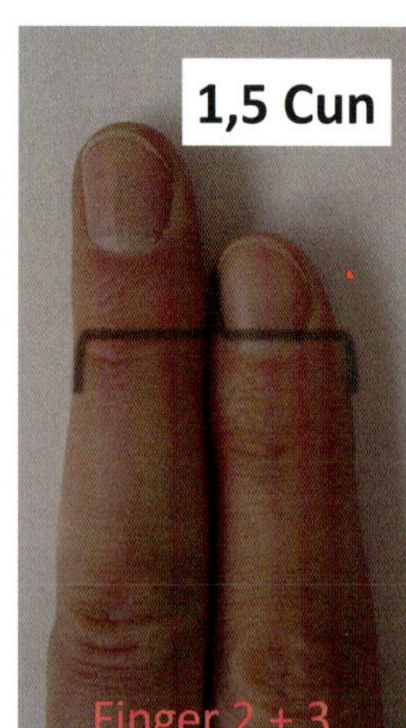

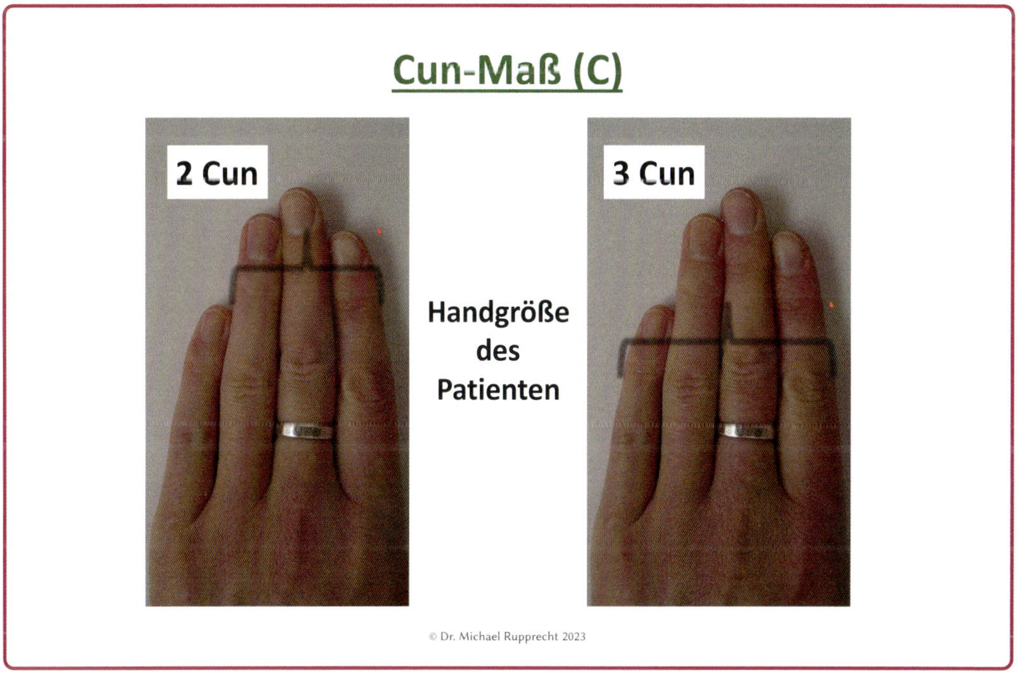
Cun-Maß (C)
2 Cun
Handgröße
des
Patienten
3 Cun
© Dr. Michael Rupprecht 2023

1.2 Nadeltechnik

Nadeltechnik

- Nadelstärke: 0,25 – 0,3 mm, beschichtet
- Auslösen des **De-Qi-Gefühls** ist entscheidend!
- **Fülle-Symptomatik (akute Erkrankung) ➔** ableitende Technik (starke Stimulation), dickere Nadel
- **Leere-Symptomatik ➔** tonisierende Technik (sanfte Stimulation), dünnere Nadel
- **Kälte ➔** Nadelmoxa

Schmerzarme Nadeltechnik

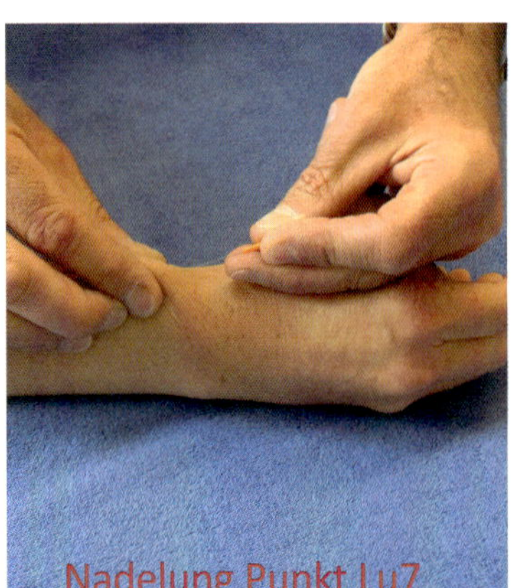

- **Klemmen der Haut** zwischen Daumen und Zeigefinger
- Vermindert den Einstichschmerz
- An Stellen mit guter Abhebbarkeit der Haut

Schmerzarme Nadeltechnik

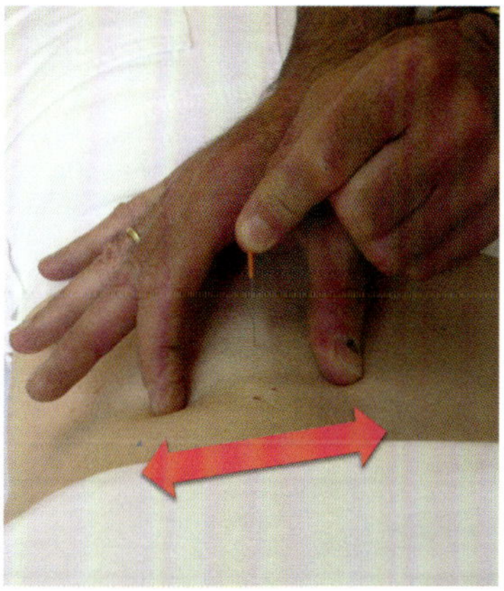

- **Spannen der Haut** mit Daumen und Zeigefinger
- Vermindert den Einstichschmerz
- Am Rücken und über größeren Hautflächen

Schmerzarme Nadeltechnik

- **Ablenkende Atemtechnik**
  1. Tief einatmen
  2. Ausatmen
  3. Tief einatmen ➔ Einstechen der Nadel während des Atmens
- **Schneller Durchstich** der Haut
- **Nadelwahl**
  - Verwendung beschichteter Nadeln: 0,25 – 0,3 mm
  - Bei starker Empfindlichkeit: dünnere Nadeln z. B. Nadelstärke: 0,16 – 0,2 mm

1.4 Moxibustion

Moxibustion

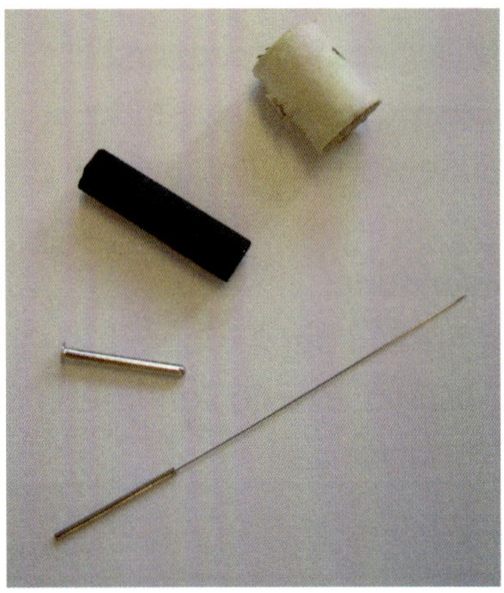

Technik der Moxanadel

- **Tonisierendes Verfahren**

- Nadel mit Metallgriff
- Nadelstärke 0,3 x 50 mm
- Klassische Moxakegel aus Beifußkraut ➔ Starke Rauchentwicklung!

Oder:

- Raucharme Moxakegel aus Kohle ➔ Größeres Verbrennungsrisiko!

Moxanadel: Indikationen

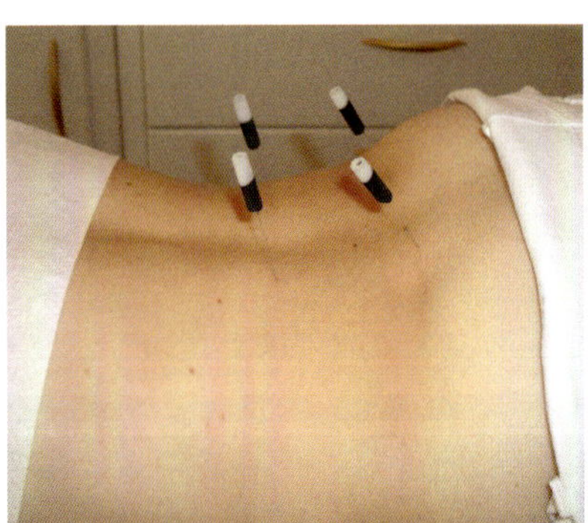

Cave: Verbrennungsrisiko!

- Tonisierend / wärmend bei Leere-Kälte-Zuständen
- Bei lokaler Kälte-Stagnation
- Angenehm entspannend

Kontraindikationen:

- Lokale Hitze / Entzündung
- Hitzeerkrankungen (Yang-Fülle / Yin-Mangel)

Zu beachten:

- Genügender Hautabstand!
- Immer Notfallklingel!
- Über Verbrennungsrisiko (Narben) aufklären!

1.5 Schröpfen

Schröpfen

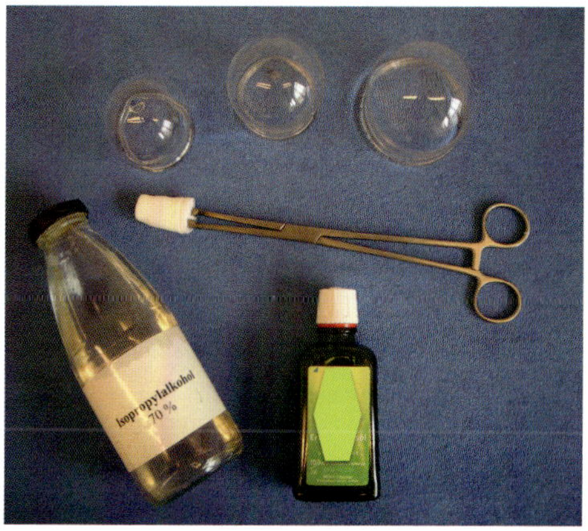

- **Ausleitendes Verfahren**

- Schröpfköpfe verschiedener Größe
- Kornzange mit Gazetupfer
- Isopropylalkohol
- Massageöl

Schröpfen: Indikationen

Indikationen / Wirkweise:

- Bei lokalen Fülle-Zuständen: Myogelosen, muskulären Verspannungen (Qi / Blut-Stagnation)
- Dehnt Bindegewebe, vermindert Muskeltonus, verbessert Mikrozirkulation
- Organwirkung über cutano-viscerale Reflexe

Kontraindikationen:

- Blutgerinnungsstörungen, Antikoagulation
- Hautläsionen, Ödeme
- Bei Leere-Zuständen kein (blutiges) Schröpfen

Klassisches Schröpfen

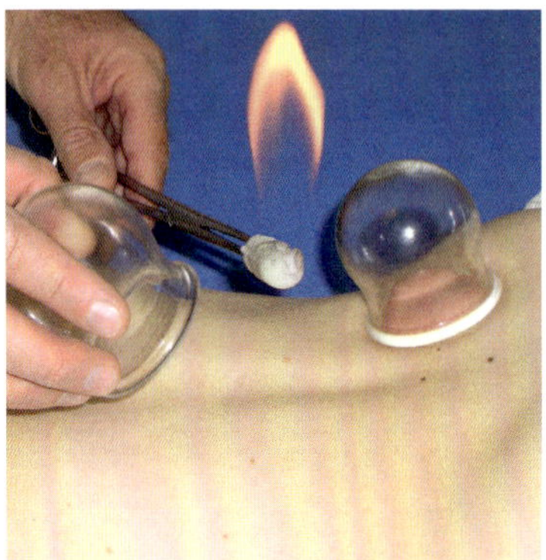

Meist Hauteinblutungen!

- Haut einölen für luftdichten Abschluss
- Tupfer mit Alkohol tränken
- Luft im Schröpfkopf erhitzen
- Ein bis sechs Schröpfköpfe aufsetzen
- Für 5 bis 10 Minuten belassen
- Über Hauteinblutungen aufklären!

Nicht unter Antikoagulation!

Cave: Verbrennungs-, Feuer- und Explosionsgefahr !

Intensive Schröpfmassage

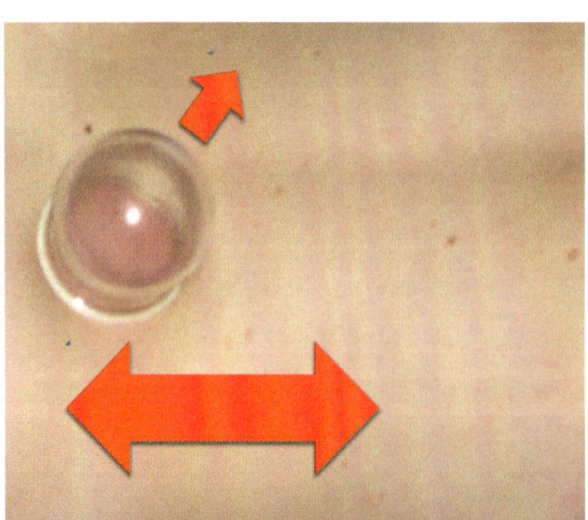

Oft Hauteinblutungen!

- Schröpfkopf unter hebendem Zug über Haut auf verspanntem Körperareal längs der Muskulatur hin und her ziehen
- Entspannt Muskulatur
- Hyperämisierend
- Oft schmerzhaft!
- Nur über kräftiger Muskulatur z. B. Schulter-Nacken, BWS

Sanfte Schröpfmassage

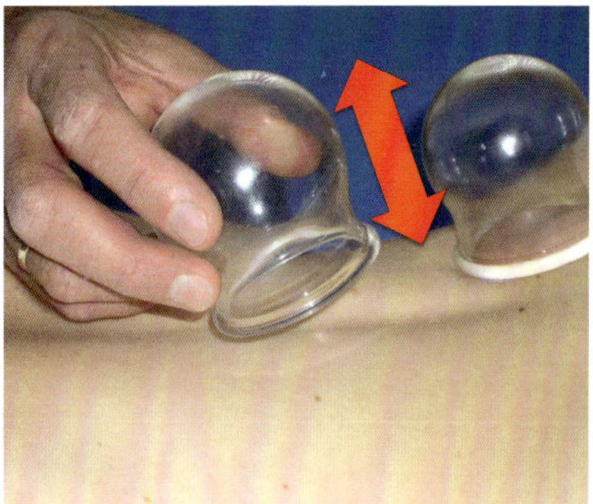
Selten Hauteinblutungen

- Zwei Schröpfköpfe im kurzen Wechsel aufsetzen und wieder entfernen
- Dauer einige Minuten
- Entspannt Muskel
- Hyperämisierend
- Sanfteste Form des Schröpfens
- Vor Akupunktur

Blutiges Schröpfen

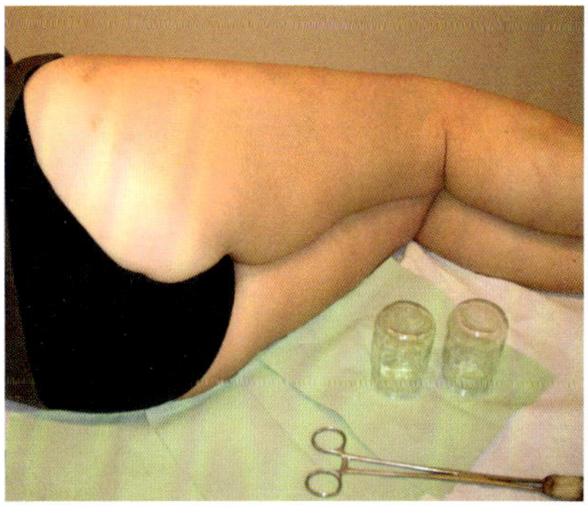

Cave: Nicht bei Leere-Zuständen!
Nicht unter Antikoagulation!

Stark ausleitend

- Bei therapieresistenten Fällen mit Druckdolenz und Muskelhartspann
- TCM: Füllezustand mit Blutstagnation / Hitze
- Teleangiektasien mit BZ-Lanzette punktieren
- Einmal-Schröpfköpfe für 10 Min. belassen
- Einige ml Blut im Glas **Abb.** siehe Coxalgie S. 35
- Infektionsschutz beachten!

1.6 Elektrostimulation

Elektrostimulation

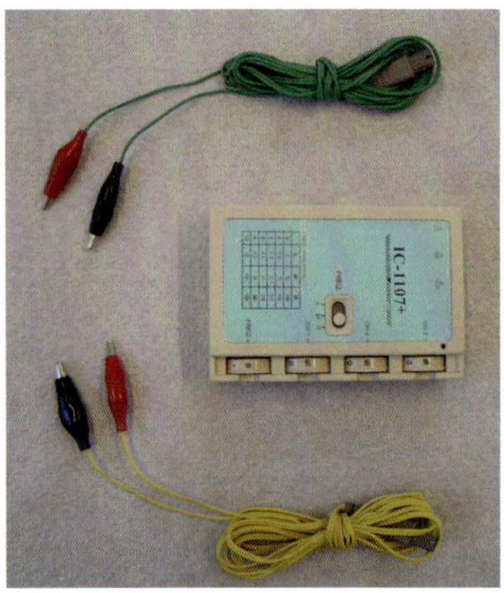

- TENS-Gerät
- Nadelstimulation über Klammer-Kabel
- Nadeln mit Metallgriff

Beschreibung der Technik:

Siehe: Claudia Focks: Leitfaden Chinesische Medizin, 7. Auflage. Elsevier, 2018: Band 1, Grundlagen: S. 279

Elektro-stimulation

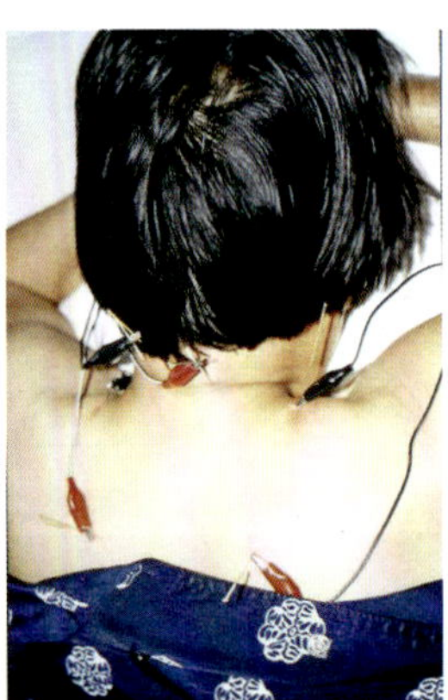

Indikationen:

- Ungenügende Schmerzlinderung durch klassische Akupunktur

Kontraindikationen:

- Herzschrittmacher, tachycarde Herzrhythmusstörungen, über Metallimplantaten

Anwendung:

- Stimulation von 2 bis 4 Nadeln unterhalb Schmerzgrenze
- Frequenz / Behandlungsdauer nach Symptomatik
- Immer Notfallklingel!

2 Krankheitsbilder

16 orthopädische Indikationen

- Genese/Symptomatik/Systematik
- Verwendete Akupunkturpunkte
- Kombinierte Techniken
- Weitere Behandlungsmaßnahmen
- Therapieschema
- Behandlungsablauf
- Beurteilung der Akupunkturindikation
- Quellen/Literaturempfehlung

2.1 Akutes HWS-Syndrom

Akutes HWS-Syndrom

Genese / Symptomatik / Systematik

- Akute schmerzhafte Muskelverspannung mit Bewegungseinschränkung. Oft seitenbetont
- **Laterale Form (Shaoyang → Gb + 3E):** Lateraler, zur Schulter ziehender Nackenschmerz mit eingeschränkter Rotation und Seitneigung
- **Mediale Form (Taiyang → Bl + Dü):** Medialer, zur BWS ziehender Nackenschmerz mit eingeschränkter Ante- und Retroflexion
- Keine radikuläre Symptomatik, kein BS-Prolaps

TCM: **Bi-Syndrom** → Wind-Kälte oder Trauma verursachen schmerzhafte Stagnation von Qi und Blut in den Meridianen

Therapieprinzip: Stagnation beseitigen, ausleiten

Lokalpunkte

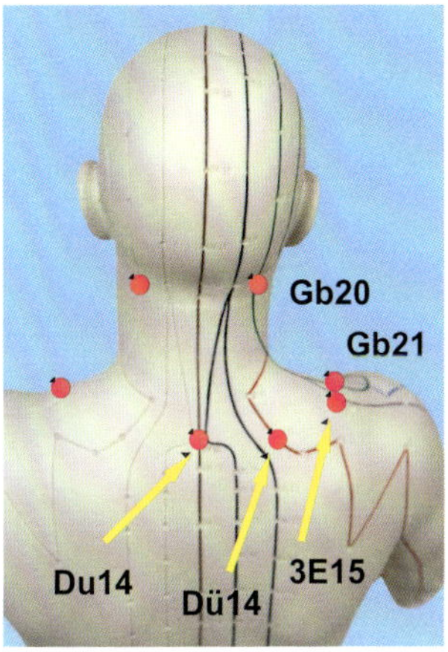

- **Ashi-Punkte:** Druckdolente Punkte ohne Definition
- **Gb20:** Grube zwischen M. sternocleidomastoideus und M. trapezius am Schädelansatz. T: 0,5-1 C Richtung Orbita schräg gegenüber. Leitet Wind aus. Cave: Arteria vertebralis
- **Gb21:** Oberkante M. trapezius Mitte zw. Dornfortsatz HWK 7 und Acromion. T: 0,5-1 C senkrecht. Muskel zwischen Fingern halten. Lokalpunkt

Lokalpunkte / Fernpunkt

- **3E15:** Caudal Gb21, Mitte der Fossa supraspinata. T: 0,5-1 C senkrecht. Lokalpunkt
- **Dü14:** 3 C lateral Dornfortsatz BWK 1 cranial medialer Scapularand. Auf M. levator scapulae. T: 0,3-0,7 C senkrecht. Lokalpunkt. Cave: Pneumothorax
- **Du14:** Unter Dornfortsatz HWK 7 (HWK 7 gleitet bei Reklination des Kopfes nicht nach ventral). T: 0,5-1 C senkrecht. Lokalpunkt
- **3E5:** 2 C proximal dorsaler Beugefalte des Handgelenks zw. Radius und Ulna. T: 0,3-1 C senkrecht. Fernpunkt. Vorsichtig stechen

Fernpunkte

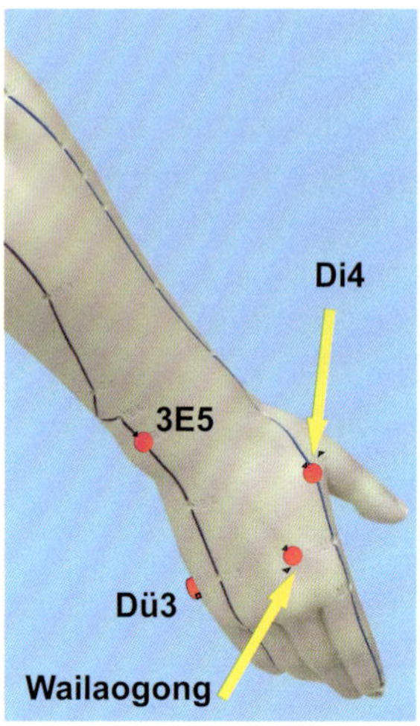

- **Wailaogong (Ex-AH8):** Zwischen MCP 2/3, 0,5 C proximal MCP-Gelenk. T: 0,5 C senkrecht. Fernpunkt. Stimulation mit gleichzeitiger Bewegungsübung des Nackens
- **Dü3:** Laterale Handkante Ende Beugefalte. T: 0,5-1 C Richtung Handteller. Fernpunkt
- **Di4:** Radial Mitte des MCP 2, auf Mitte des Muskelwulstes des M. adductor pollicis. T: 0,5-0,8 C senkrecht. Bewegt Qi, lindert Schmerz

Fernpunkte / Meisterpunkt

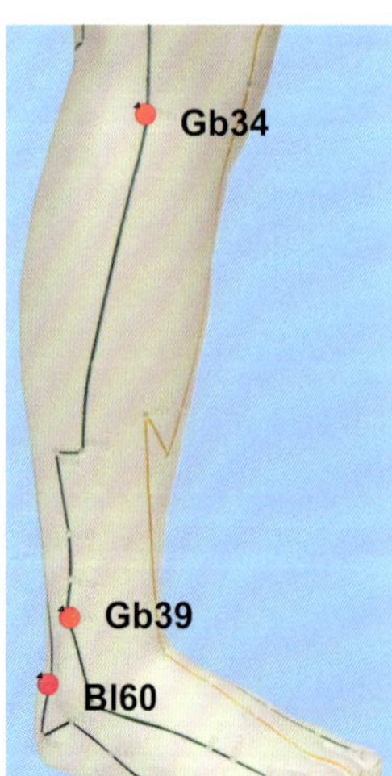

- **Gb34:** Grube je 1 C ventral und distal Fibulaköpfchen. T: 1-1,5 C senkrecht. Meisterpunkt der Sehnen
- **Gb39:** Ventrale Kante Fibula, 3 C cranial Spitze Malleolus. T: 1-1,5 C senkrecht. Fernpunkt Nacken
- **Bl60:** Mitte Achillessehne / Malleolus lateralis. T: 0,5-1 C senkrecht. Fernpunkt

Schröpfen ➔ S. 23

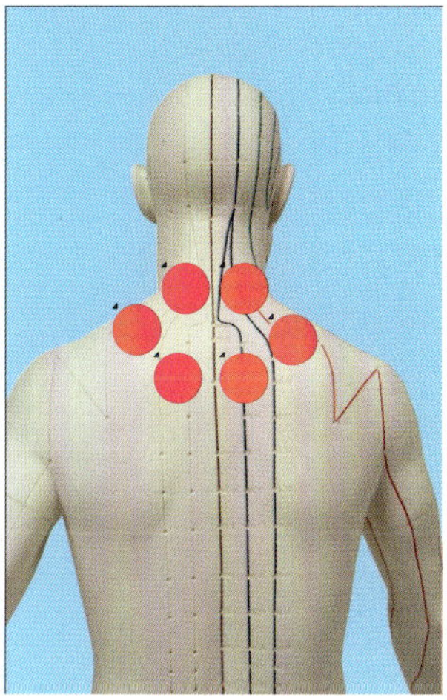

- Vor Akupunktur der schmerzhaften Lokalpunkte
- Drei bis sechs Schröpfköpfe
- Auf schmerzhafter Muskelregion
- Dauer 5 bis 10 Minuten
- Keine Manipulation der Schröpfköpfe
- Aufklären über mögliche Hauteinblutungen
- Nicht bei Leerezuständen
- Nicht unter Antikoagulation!

Therapieschema laterale Form

Beispiel Grundschema

- **Evtl. zuerst Wailaogong (EX-AH8), mehrfache Stimulation mit Bewegung des Nackens**
- **Dann Fernpunkte 3E5, Di4, Gb34 oder Gb39, Bl60 beidseits. Rückenlage 15 Minuten**
- **Dann Schröpfen Schmerzregion. Bauchlage oder sitzend, 10 Minuten**
- **Dann Lokalpunkte Ashi-Punkte, Gb20, Gb21, Dü14, 3E15, je nach Schmerzmuster auch einseitig. Dazu Du14. Bauchlage oder sitzend 10 Minuten**
- **Ableitende Nadelungstechnik mit deutlicher Auslösung des De-Qi. Ca. 9 bis 15 Nadeln**

Therapieschema mediale Form

Beispiel Grundschema

- **Evtl. zuerst Wailaogong (EX-AH8), mehrfache Stimulation mit Bewegung des Nackens**
- **Dann Fernpunkte Dü3, Di4, Gb39 oder Gb34, Bl60 beidseits. Rückenlage 15 Minuten**
- **Dann Schröpfen Schmerzregion. Bauchlage oder sitzend 10 Minuten**
- **Dann Lokalpunkte Ashi-Punkte, Gb20, Gb21, Dü14, je nach Schmerzmuster auch einseitig. Dazu Du14. Bauchlage oder sitzend 10 Minuten**
- **Ableitende Nadelungstechnik mit deutlicher Auslösung des De-Qi. Ca. 9 bis 15 Nadeln**

Behandlungsablauf

- Wenn Liegen nicht möglich, Behandlung im Sitzen mit aufgestützten Ellenbogen
- Akupunktur 2 x 15 Minuten, erst Rückenlage
- Vor zweiter Behandlung in Bauchlage zusätzlich Schröpfen 5-10 Minuten
- Wärmelampe während Akupunktur, wenn dies als angenehm empfunden wird
- Anfangs tägliche Behandlung, nach Besserung 2-3 x pro Woche bis Beschwerdefreiheit
- Meist Abklingen nach einigen Tagen
- Kombination mit Analgetika, NSAR

Beurteilung

Die Einschätzung der Eignung dieser Indikation für die Behandlung mit Akupunktur beruht auf einem Ranking der Deutschen Zeitschrift für Akupunktur 1/2010 und auf eigener Erfahrung

- Maximal erreichbare Punktzahl: 5
- **Rangliste DZA 1/2010:** 4,6
- **Eigene Einschätzung:** 5
  Sehr effektive Kombination von Akupunktur und Schröpfen

Quellen / Literaturempfehlung

- **C. Focks:** Leitfaden Chinesische Medizin,
  6. Auflage. Urban & Fischer, München 2010: S. 1496
  7. Auflage: Therapie. Elsevier, München 2018: S. 731
- **J. Bachmann:** Chinesische Medizin in der Orthopädie. Urban & Fischer, München 2008: S. 192 ff.
- **J. Bachmann:** Akupunktur am Bewegungssystem. Enke im Thieme-Verlag, Stuttgart 2000: S. 65 ff.
- **T. Ots:** Bewertung der Tauglichkeit von Akupunktur bei 62 Indikationen. Deutsche Zeitschrift für Akupunktur 1/2010: S. 34-40

2.2 Chronisches HWS-Syndrom

2.2.1 Füllezustand

Chronisches HWS-Syndrom

Füllezustand

Genese / Symptomatik / Systematik

- Gute Energie, eher kräftige Konstitution, verspannte Muskulatur, heftige Symptomatik,
- Berufliche Fehlhaltung
- Generelle Neigung zu Verspannung,
- Rezidive / Verschlimmerung durch Stress, Ärger, psychische Überlastung
- Keine radikuläre Symptomatik

TCM: Lokale Qi / Blut-Stagnation

Neigung zu Leber-Qi-Stagnation

Therapieprinzip: Lokal Qi / Blut bewegen,

Leber–Qi-Stagnation ausgleichen

Lokalpunkte / Syndrompunkte

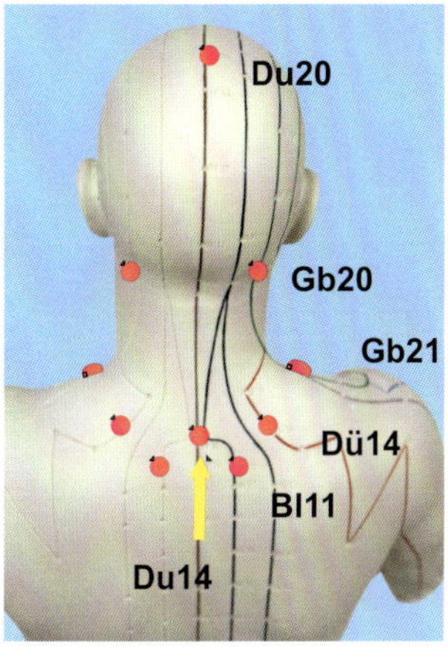

- **Ashi-Punkte:** Druckdolente Punkte ohne Definition
- **Du20:** Scheitelmitte, Verlängerung Ohrachsen. T: 0,3 C nach dorsal. Psychisch ausgleichend
- **Gb20:** Grube zwischen M. sternocleidomastoideus und M. trapezius am Schädelansatz. T: 0,5-1 C Richtung Orbita schräg gegenüber. Lokalpunkt. Cave: Arteria vertebralis

Lokalpunkte

- **Dü14:** 3 C lateral Dornfortsatz BWK 1 cranial medialer Scapularand. Auf M. levator scapulae. T: 0,3-0,7 C senkrecht. Lokalpunkt. Cave: Pneumothorax
- **Du14:** Unter Dornfortsatz HWK 7 (HWK 7 gleitet bei Reklination des Kopfes nicht nach ventral). T: 0,5-1 C senkrecht. Lokalpunkt
- **Gb21:** Oberkante M. trapezius, Mitte zwischen. Dornfortsatz HWK 7. und Acromion. T: 0,5-1 C senkrecht. Muskel zwischen Fingern halten. Lokalpunkt
- **Bl11:** 1,5 C lateral Mittellinie Höhe Unterkante Processus spinosus BWK 1. T: 0,8 C schräg medial. Lokalpunkt. Meisterpunkt der Knochen

Fernpunkte

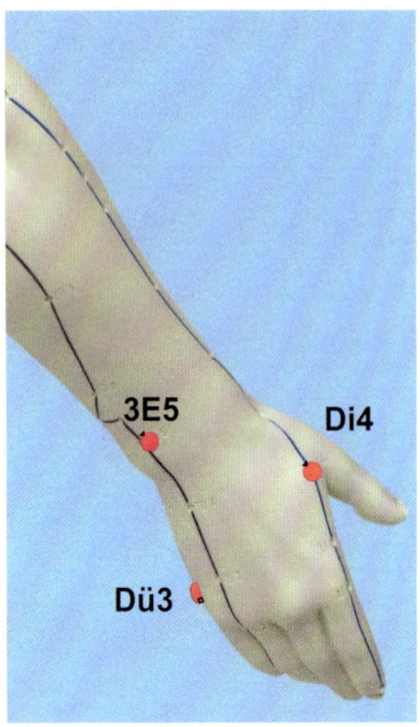

- **3E5:** 2 C proximal dorsaler Beugefalte des Handgelenks zwischen Radius und Ulna. T: 0,3-1 C senkrecht. Fernpunkt. Vorsichtig stechen
- **Dü3:** Laterale Handkante Ende Beugefalte. T: 0,5-1 C Richtung Handteller. Fernpunkt
- **Di4:** Radial Mitte des MCP 2, auf Mitte des Muskelwulstes des M. adductor pollicis. T: 0,5-0,8 C senkrecht. Bewegt Qi

Fernpunkte / Syndrompunkte

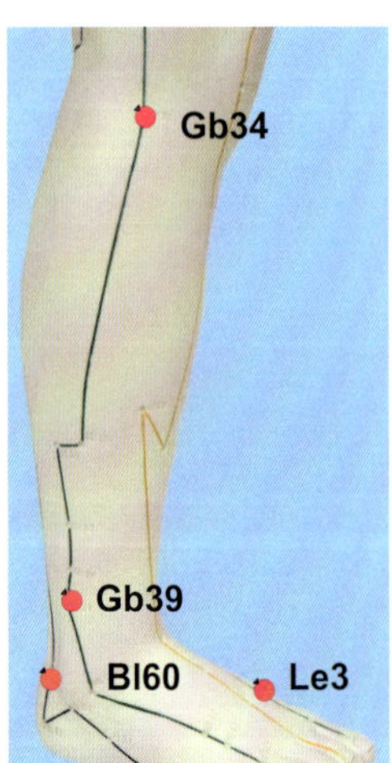

- **Gb34:** Grube je 1 C ventral und distal Fibulaköpfchen. T: 1-1,5 C senkrecht. Meisterpunkt der Sehnen
- **Gb39:** Ventrale Kante Fibula, 3 C cranial Spitze Malleolus. T: 1-1,5 C senkrecht. Fernpunkt Nacken
- **Bl60:** Mitte zw. Achillessehne / Malleolus lateralis. T: 0,5-1 C senkrecht. Fernpunkt Nacken
- **Le3:** Proximaler Spalt zwischen Os metatarsale eins und zwei. T: 0,3-0,8 C senkrecht. Bewegt Leber-Qi, löst Anspannung

Schröpfen ➔ S. 23

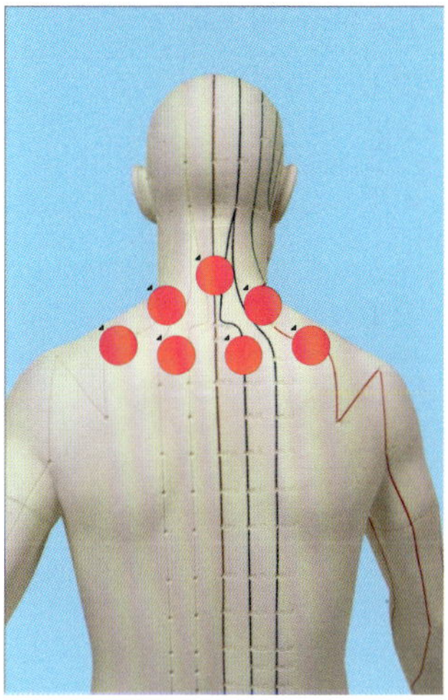

- Ausleitendes Verfahren
- Intensive Methode
- Vor Akupunktur
- Auf verspannter Muskulatur
- Dauer 5 – 10 Minuten
- Oder Schröpfmassage
- Aufklären über mögliche Hauteinblutungen
- Nicht bei Leere-Zuständen
- Nicht unter Antikoagulation!

Weitere Behandlungsmaßnahmen

- Physiotherapie, manuelle Therapie
- Wärmelampe
- Ausgleichsport
- NSAR, Analgetika
- Lebensstil, Psychotherapie

- **Chinesische Kräuterrezeptur:** ➔ S. 127
  – Leber-Qi-Stagnation mit Neigung zu Ärger und Muskelverspannung: **Xiao Yao San**

Therapieschema

Beispiel Grundschema

- **Zum psychischen Ausgleich: Du20**
- **Dazu Fernpunkte: 3E5, Gb39 oder Gb34 beidseits. Rückenlage 15 Minuten**
- **Wenn generelle Neigung zur Verspannung zusätzlich Qi bewegen: Di4, Le3**
- **Nach Drehung evtl. Schröpfen oder Schröpfmassage**
- **Danach dorsale Lokalpunkte: Ashi-Punkte, Gb20, Gb21, Bl11, Bl60. Punkte nach Druckdolenz wählen. Dazu Du14. Bauchlage oder sitzend 15 Minuten**
- **Ableitende Nadelungstechnik mit deutlicher Auslösung des De-Qi. Ca. 12 bis 20 Nadeln**

Behandlungsablauf

- Druckdolente Ashi-Punkte tasten
- Du20 und Fernpunkte in Rückenlage 15 Minuten
- Vor Lokalpunkten evtl. Schröpfen oder Schröpfmassage in Bauchlage 5-10 Minuten
- Lokalpunkte und Bl60 in Bauchlage 15 Minuten
- Wärmelampe lokal wenn dies als angenehm empfunden wird
- **Behandlungsdauer:** 2 x 15 Minuten + evtl. Schröpfen 10 Minuten
- **Anzahl der Behandlungen:** 12 x
- **Behandlungsfrequenz:** 2 x pro Woche
- Evtl.: Kräuterrezeptur

Beurteilung

Die Einschätzung der Eignung dieser Indikation für die Behandlung mit Akupunktur beruht auf einem Ranking der Deutschen Zeitschrift für Akupunktur 1/2010 und auf eigener Erfahrung

- Maximal erreichbare Punktzahl: 5
- **Rangliste DZA 1/2010:** 4,6
- **Eigene Einschätzung:** 4
  Sehr effektive Kombination von Akupunktur und Schröpfen

Quellen / Literaturempfehlung

- **C. Focks:** Leitfaden Chinesische Medizin,
  6. Auflage. Urban & Fischer, München 2010: S. 1497
  7. Auflage. Therapie. Elsevier, München 2018: S. 732
- **J. Bachmann:** Chinesische Medizin in der Orthopädie. Urban & Fischer, München 2008: S. 192 ff.
- **J. Bachmann:** Akupunktur am Bewegungssystem. Enke im Thieme-Verlag, Stuttgart 2000: S. 70
- **C.-H. Hempen:** Leitfaden Chinesische Rezepturen. Urban & Fischer, München 2006: S. 508
- **T. Ots:** Bewertung der Tauglichkeit von Akupunktur bei 62 Indikationen. Deutsche Zeitschrift für Akupunktur 1/2010: S. 34-40

Fernpunkte

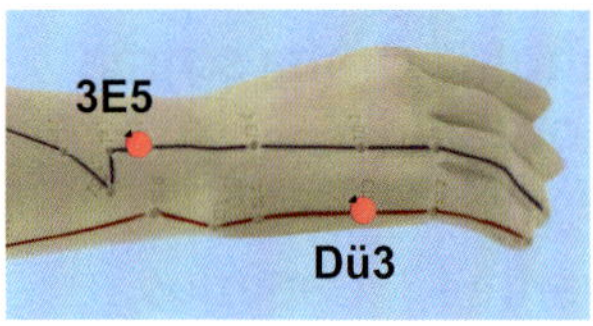

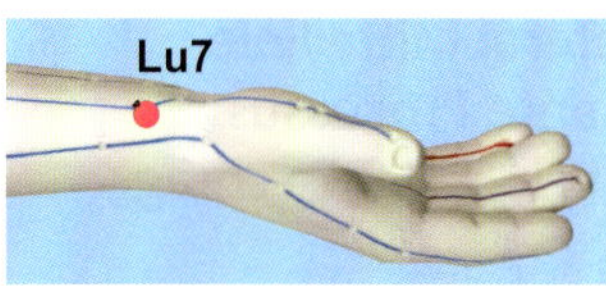

- **3E5:** 2 C proximal dorsaler Beugefalte des Handgelenks zwischen Radius und Ulna. T: 0,3-1 C senkrecht. Fernpunkt. Vorsichtig stechen
- **Dü3:** Laterale Handkante Ende Beugefalte. T: 0,5-1 C Richtung Handteller. Fernpunkt
- **Lu7:** 1,5 C proximal Spitze des Processus styloideus radii, an radialer Kante. T: 0,5 schräg proximal. Fernpunkt Nacken.

Lokalisation: Krokodilmaulgriff

Fernpunkte / Meisterpunkt

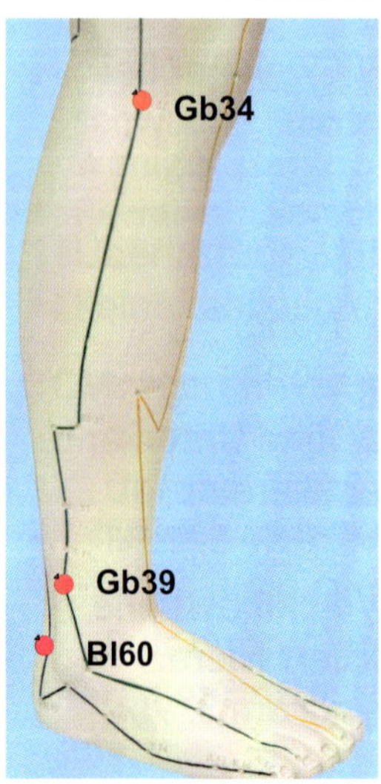

- **Gb34:** Grube je 1 C ventral und distal Fibulaköpfchen. T: 1-1,5 C senkrecht. Fernpunkt. Meisterpunkt der Sehnen
- **Gb39:** Ventrale Kante Fibula, 3 C cranial Spitze Malleolus. T: 1-1,5 C senkrecht. Fernpunkt Nacken
- **Bl60:** Mitte Achillessehne / Malleolus lateralis. T: 0,5-1 C senkrecht. Fernpunkt

Wärmetherapie / Moxibustion

- **Wärmelampe:** Über Schmerzregion während der Akupunkturbehandlung
- **Nadelmoxa:** Moxakegel oder raucharmes Moxa auf lokale Akupunkturnadeln oder generell bei Leere-Kälte-Zustand ➔ S.22 Verbrennungsrisiko!
- Zurückhaltende Anwendung von Moxa bei Zeichen von Yin-Mangelzuständen!
- Mögliche Yin-Mangelsymptome:
  - Erschöpfung mit Hitzezuständen, Nachtschweiß, gerötete Wangen, Trockenheit, Schlafstörungen, Unruhe
  - Zunge rot, evtl. trocken, evtl. ohne Belag
  - Puls dünn, schnell

Weitere Behandlungsmaßnahmen

- Wärmelampe lokal bei Kältestörung
- Nadelmoxa lokal oder systemisch bei Kälte / Yang-Mangel
- Physiotherapie, manuelle Therapie
- NSAR, Analgetika
- Lebensstil, Psychotherapie

- **Chinesische Kräuterrezeptur:** ➔ S. 126
  - Nieren-Yin-Mangel: **Liu Wei Di Huang Wan**
  - Nieren-Yang-Mangel: **You Gui Wan**

Therapieschema

Beispiel Grundschema

- **Fernpunkte beidseitig nach Schmerzlage: Dü3 + Bl60 (mediale Form) oder 3E5 + Gb39 (laterale Form)**
- **Nach Drehung schmerzhafte dorsale Punkte: Ashi-Punkte, Gb20, Gb21, Bl11. Dazu Du14**
- **Dazu Tonisierung Niere: Ren4, Bl23, Ni3**
- **Bei Nieren-Yang-Mangel: Nadelmoxa auf Lokalpunkte, Bl23, Ren4. Wärmelampe lokal**
- **Bei Nieren-Yin-Mangel: Moxa zurückhaltend, Wärmelampe lokal nur wenn angenehm**
- **Tonisierende Nadelungstechnik (keine Stimulation) Ca. 12 bis 16 Nadeln**

Behandlungsablauf

- Fernpunkte und Ren4 in Rückenlage 15 Minuten
- Dann Lokalpunkte, Bl23, Bl60 in Bauchlage 15 Minuten
- Wärmelampe lokal wenn angenehm empfunden
- Moxibustion als Nadelmoxa (cave bei Yin-Mangel)
- Kein Schröpfen bei Leerezuständen
- **Behandlungsdauer:** 2 x 15 Minuten. Drehen des Patienten für frontale / dorsale Punkte
- **Anzahl der Behandlungen:** 12 x
- **Behandlungsfrequenz:** 2 x pro Woche
- Bei Leerezuständen Kräuterrezeptur sinnvoll

Beurteilung

Die Einschätzung der Eignung dieser Indikation für die Behandlung mit Akupunktur beruht auf einem Ranking der Deutschen Zeitschrift für Akupunktur 1/2010 und auf eigener Erfahrung

- Maximal erreichbare Punktzahl: 5
- **Rangliste DZA 1/2010:** 4,6
  Beurteilung HWS-Syndrom allgemein
- **Eigene Einschätzung:** 3
  Leerezustände sind mit Akupunktur alleine generell schlechter zu behandeln als Füllezustände.
  Leerezustände mit Kräutern mitbehandeln

Quellen / Literaturempfehlung

- **Focks C.:** Leitfaden Chinesische Medizin,
  6. Auflage. Urban & Fischer, München 2010: S. 1498.
  7. Auflage. Therapie. Elsevier, München 2018: S. 732
- **Bachmann J.:** Chinesische Medizin in der Orthopädie. Urban & Fischer, München 2008: S. 192 ff.
- **Bachmann J.:** Akupunktur am Bewegungssystem. Enke im Thieme-Verlag, Stuttgart 2000: S. 70
- **C.-H. Hempen:** Leitfaden Chinesische Rezepturen. Urban & Fischer, München 2006: S. 372, 386
- **T. Ots:** Bewertung der Tauglichkeit von Akupunktur bei 62 Indikationen. Deutsche Zeitschrift für Akupunktur 1/2010: S. 34-40

2.3 HWS-Syndrom mit radikulärer Symptomatik

HWS-Syndrom
mit radikulärer Symptomatik

Genese / Symptomatik / Systematik

Irritation von Nervenwurzeln führt zu in den Arm ausstrahlenden Schmerzen / Parästhesien

Einteilung / Behandlung / Punktwahl nach den betroffenen Segmenten / zugeordneten Meridianachsen

C6: ➔ Yangming ➔ Di + Ma: Daumen, Zeigefinger, radialer Ober- und Unterarm

C7: ➔ Shaoyang, 3E + Gb: Mittelfinger

C8: ➔ Taiyang, Dü + Bl: Kleinfinger, ulnare Hand

TCM: Bi-Syndrom: Qi /Blut-Stagnation in Meridianen

Therapieprinzip: Qi / Blut bewegen

Lokalpunkte / Syndrompunkt

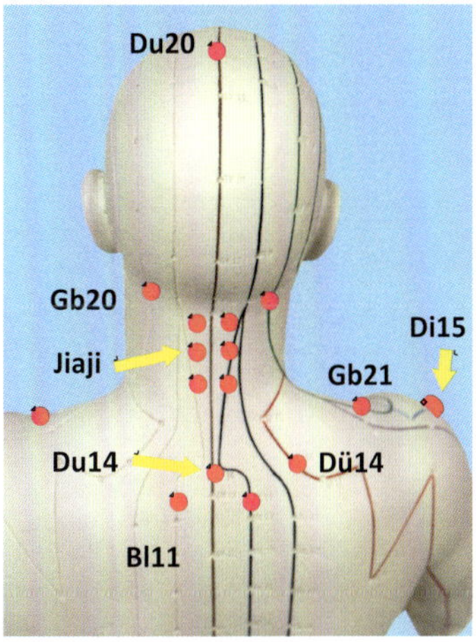

- **Du20:** Auf Scheitelmitte, Verlängerung Ohrachsen. T: 0,3 C schräg dorsal. Psychisch ausgleichend
- **Jiaji (Ex-R2):** Punktpaare 0.5 C lateral Mittellinie jeweils Höhe Unterkante Processus spinosus T: 0,5 C schräg nach medial. Lokalpunkte
- **Du14:** Unter Dornfortsatz HWK 7 (HWK 7 gleitet bei Reklination des Kopfes nicht nach ventral). T: 0,5-1 C senkrecht. Lokalpunkt

Lokalpunkte

- **Gb20:** Grube zwischen M. trapezius und M. sternocleido-mastoideus am Schädelansatz. T: 0,5-1 C Richtung Orbita schräg gegenseitig. Lokalpunkt. Cave A. vertebralis
- **Gb21:** Oberkante M. trapezius, Mitte zwischen Dornfortsatz HWK 7 und Acromion. T: 0,5-1 C senkrecht. Muskel zwischen Fingern halten. Lokalpunkt
- **Dü14:** 3 C lateral Dornfortsatz BWK 1 cranial medialer Scapularand. Auf M. levator scapulae. T: 0,3-0,7 C senkrecht. Lokalpunkt. Cave Pneumothorax
- **Bl11:** 1,5 C lateral Mittellinie Höhe Unterkante Processus spinosus BWK 1. T: 0,8 C schräg medial. Lokalpunkt

Fernpunkte

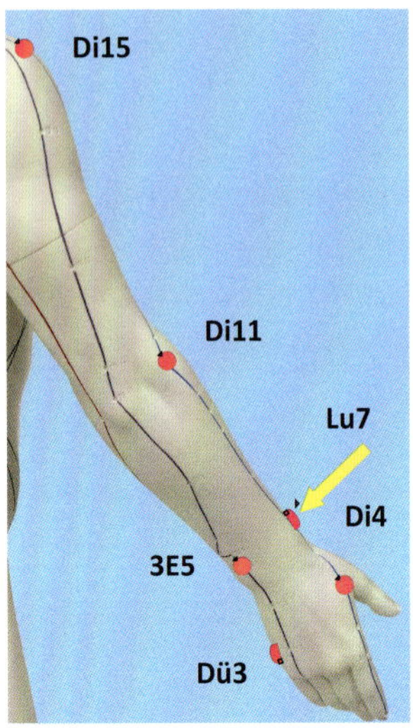

- **Di15:** Grube Unterrand des Akromions zwischen anteriorem und lateralem M. deltoideus. T: 0,5-1 C senkrecht. Lokalpunkt
- **Di11:** Bei rechtwinklig gebeugtem Ellenbogen am Ende der lateralen Beugefalte. T: 0,5-1 C senkrecht. Fernpunkt
- **Lu7:** 1,5 C proximal Spitze des Processus styloideus radii, an radialer Radiuskante. T: 0,5 C schräg proximal. Genereller Fernpunkt Nacken. Lokalisation: Krokodilmaulgriff

Fernpunkte

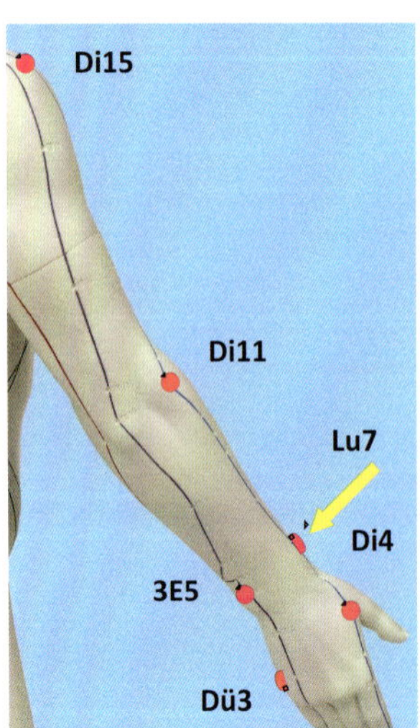

- **Di4:** Radial Mitte des MCP 2, auf Mitte des Muskelwulstes des M. adductor pollicis. T: 0,5-0,8 C senkrecht. Fernpunkt
- **3E5:** 2 C proximal dorsaler Beugefalte des Handgelenks zwischen Radius und Ulna. T: 0,3-1 C senkrecht. Fernpunkt. Vorsichtig stechen
- **Dü3:** Laterale Handkante Ende Beugefalte. T: 0,5-1 C Richtung Handteller. Fernpunkt

Fernpunkte / Meisterpunkt

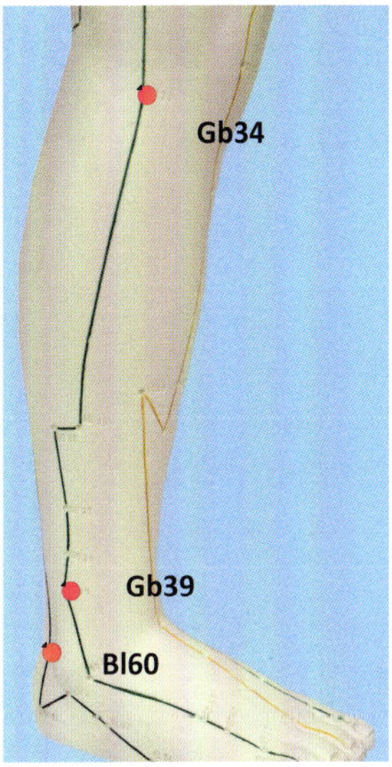

- **Gb34:** Grube je 1 C ventral und distal des Fibulaköpfchens. T: 1-1,5 C senkrecht. Fernpunkt. Meisterpunkt der Sehnen
- **Gb39:** Ventrale Kante Fibula, 3 C cranial Spitze Malleolus. T: 1-1,5 C senkrecht. Fernpunkt Nacken
- **Bl60:** Mitte zwischen Achillessehne / Malleolus lateralis. T: 0,5-1 C senkrecht. Fernpunkt

Weitere Behandlungsmaßnahmen

- Wärmeanwendung wenn Wärme als angenehm empfunden wird
- **Wärmelampe:** Über Schmerzregion während der Akupunkturbehandlung
- **Nadelmoxa:** Moxakegel oder raucharmes Moxa auf lokale Akupunkturnadeln oder generell bei Leere-Kälte Zustand ➔ S.22 Cave: Verbrennungsrisiko!
- Bei Bandscheibenprolaps Indikation zu Schröpfen sehr zurückhaltend stellen!
- Kinesiotape
- Physiotherapie
- NSAR, Analgetika

Therapieschema

Beispiel Grundschema

- **Zuerst Du20**
- **Dazu Fernpunkte beidseitig nach Ausstrahlung**
  - **Wenn C6 / Yangming ➔ Di+Ma: Di4, Lu7, bei Druckdolenz auch Di15, Di11 schmerzseitig**
  - **Wenn C7 / Shaoyang ➔ 3E+Gb: 3E5**
  - **Wenn C8 / Taiyang ➔ Dü+Bl: Dü3**
- **Dazu Fernpunkte Bein beidseits: Gb39 oder Gb34**
- **Nach Drehung Behandlung schmerzhafter dorsaler Punkte: Ashi-Punkte, Gb21, Dü14, Bl11**
- **Dazu Du14 und Bl60**
- **Nach Abklingen hochakuter Beschwerden auch Lokalpunkte Nacken: Jiaji-Punkte (Ex-R2), Gb20**
- **Ableitende Nadelungstechnik. Ca. 10 bis 14 Nadeln**

Behandlungsablauf

- Schmerzhafte Ashi-Punkte tasten
- In hochakuten Fällen zu Beginn lediglich Fernpunkte und Punkte im Schulter-Nacken-Übergang
- Fernpunktauswahl nach Ausstrahlung Segment / Meridianverlauf
- Nach Abklingen hochakuter Beschwerden auch Lokalpunkte im HWS-Bereich
- Wärmelampe lokal wenn angenehm empfunden
- Behandlungsdauer: 2 x 15 Minuten.
  Zuerst Fernpunkte in Rückenlage. Dann Lokalpunkte in Bauchlage, oder (schmerzbedingt) in Seitenlage
- **Anzahl der Behandlungen:** 12 x
- **Behandlungsfrequenz:** 2 x pro Woche

Beurteilung

Die Einschätzung der Eignung dieser Indikation für die Behandlung mit Akupunktur beruht auf einem Ranking der Deutschen Zeitschrift für Akupunktur 1/2010 und auf eigener Erfahrung

- Maximal erreichbare Punktzahl: 5
- **Rangliste DZA 1/2010:** 4,6
  Beurteilung HWS-Syndrom allgemein
- **Eigene Einschätzung:** 4
  Gute bis sehr gute Ergebnisse bei muskulär bedingten Beschwerden
  Deutlich geringere Beschwerdelinderung bei Bandscheibenprolaps / fixierter knöcherner Enge

Quellen / Literaturempfehlung

- **C. Focks:** Leitfaden Chinesische Medizin,
  6. Auflage. Urban & Fischer, München 2010: S. 1498
  7. Auflage. Therapie. Elsevier, München 2018: S. 733
- **J. Bachmann:** Chinesische Medizin in der Orthopädie. Urban & Fischer, München 2008: S 206
- **J. Bachmann:** Akupunktur am Bewegungssystem. Enke im Thieme-Verlag, Stuttgart 2000: S. 71
- **I. Wancura-Kampik:** Segmentanatomie, 2. Auflage. Urban & Fischer, München 2010: S. 17 ff.
- **T. Ots:** Bewertung der Tauglichkeit von Akupunktur bei 62 Indikationen. Deutsche Zeitschrift für Akupunktur 1/2010: S. 34-40

2.4 Schultersyndrom

Schulter-Syndrom

Genese / Symptomatik / Systematik

Schulterschmerz mit Bewegungseinschränkung durch Überlastung, Trauma oder degenerative Veränderungen mit lokaler Entzündungsreaktion und muskulärer Fehlfunktion

Einteilung nach Meridianachsen entsprechend der Lokalisation von Schmerzpunkten der Schulter und schmerzhafter Bewegungsrichtung

Anterior ➔ Schmerzpunkte im Verlauf von Yangming ➔ Di + Ma und Taiyin ➔ Lu + Mi, sowie Schmerz bei Innenrotation / Anteversion

Lateral ➔ Schmerzpunkte im Verlauf von Shaoyang ➔ 3E + Gb, sowie Schmerz bei Abduktion / Nackengriff

Dorsal ➔ Schmerzpunkte im Verlauf von Taiyang ➔ Dü + Bl, sowie Schmerz bei Außenrotation

TCM: Bi-Syndrom ➔ schmerzhafte Qi-Blut-Stagnation durch Trauma, Überlastung, Wind, Kälte, Nässe

Therapie: Qi/Blut bewegen, pathogene Faktoren ausleiten

Lokalpunkte

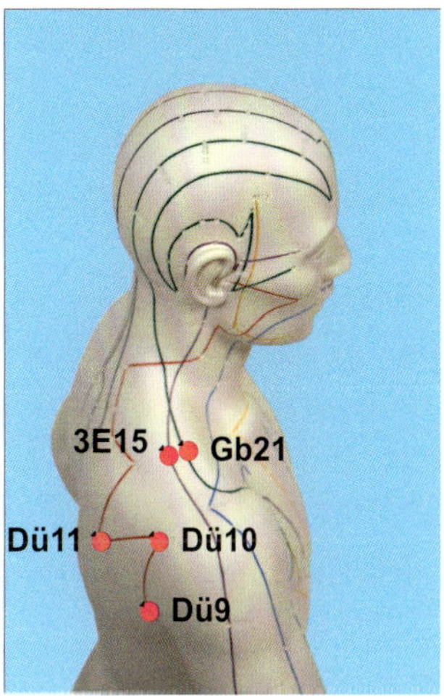

- **Gb21:** Oberkante M. trapezius, Mitte zwischen Dornfortsatz HWK 7 und Acromion. T: 0,5-1 C senkrecht. Muskel zwischen Fingern halten
- **Dü9:** 1 C cranial Ende der dorsalen Achselfalte. T: 1-1,5 C senkrecht
- **Dü10:** Cranial Dü9 caudal Unterrand Spina scapulae. T: 1 C senkrecht
- **Dü11:** Mitte Fossa infraspinata Grenze oberes / mittleres Drittel. T: 0,5-1 C

Lokalpunkte

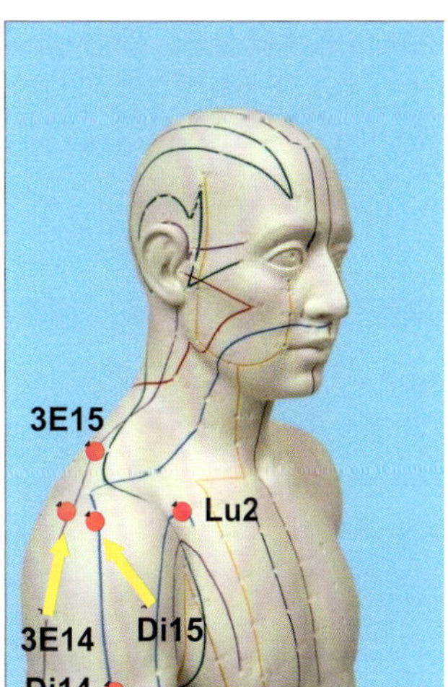

- **Lu2:** 6 C lateral ventraler Medianlinie, Unterrand Clavicula. T: 0,5-0,8 C schräg lateral. Cave Pneumothorax
- **Di15:** Grube Unterrand Akromion zwischen anteriorem und lateralem M. deltoideus. T: 0,5-1 C senkrecht
- **Di14:** 3 C distal von Di15 am Ansatz des M. deltoideus. T: 0,5-0,8 C senkrecht
- **3E15:** Mitte Fossa supraspinata, caudal Gb21. T: 0,5-1 C senkrecht

Lokalpunkt / Fernpunkte

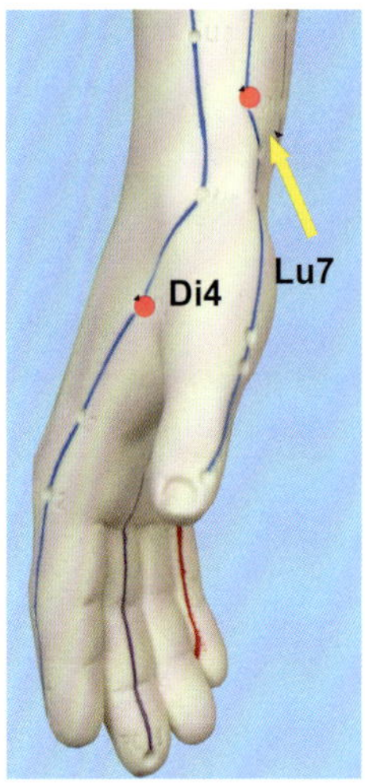

- **3E14:** Grube Unterrand Acromion zwischen lateralem und dorsalem M. deltoideus. T: 1-1,5 C. Lokalpunkt
- **Lu7:** 1,5 C proximal Spitze des processus Styloideus radii, an radialer Radiuskante. T: 0,5 schräg proximal. Fernpunkt Nacken. Lokalisation: Krokodilmaulgriff
- **Di4:** Radial Mitte des MCP 2, auf Mitte des Muskelwulstes des M. adductor pollicis. T: 0,5-0,8 C senkrecht. Fernpunkt
- **3E3:** Zwischen MCP 4-5 proximal MCP-Gelenk. T: 0,5 C. Fernpunkt
- **Dü6:** **Text** siehe BWS-Syndrom S. 72

Fernpunkte

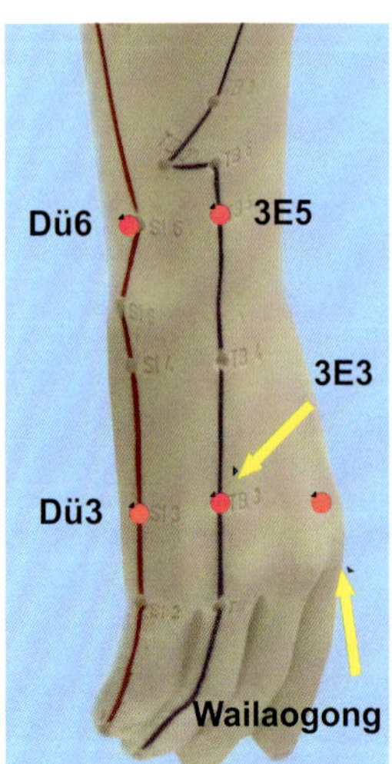

- **3E5:** 2 C proximal dorsaler Beugefalte des Handgelenks zwischen Radius und Ulna. T: 0,3-1 C senkrecht. Fernpunkt. Vorsichtig stechen
- **Dü3:** Laterale Handkante Ende Beugefalte. T: 0,5-1 C Richtung Handteller. Fernpunkt
- **Wailaogong (Ex-AH8):** Zwischen 2-3 MCP, 0,5 prox. MCP-Gelenk. T: 0,5 C senkrecht. Fernpunkt. Bei akutem Schulterschmerz. Nadelstimulation mit gleichzeitiger Bewegungsübung der Schulter vor Behandlung anderer Punkte

Meisterpunkt / Fernpunkte

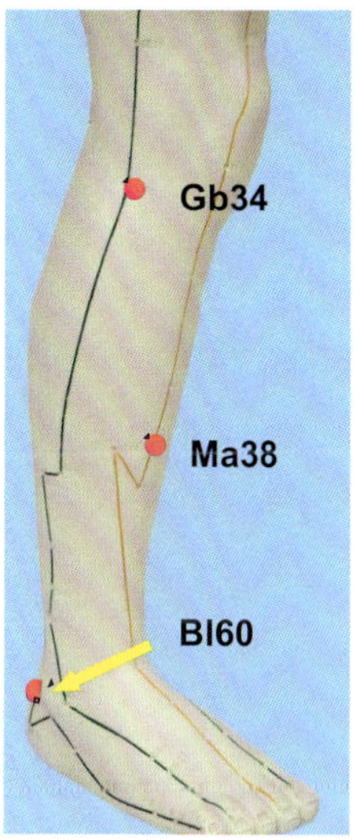

- **Gb34:** Grube je 1 C ventral und distal Fibulaköpfchen. T: 1-1,5 C senkrecht. Fernpunkt. Meisterpunkt der Sehnen
- **Ma38:** Mitte zwischen Patellaunterkante und Spitze lateraler Malleolus, eine Fingerbreite lateral Tibiakante. T: 1-1,5 C senkrecht. Genereller Fernpunkt aller Lokalisationen von Schulterschmerzen
- **Bl60:** Mitte Achillessehne / Malleolus lateralis. T: 0,5-1 C senkrecht. Fernpunkt

Weitere Behandlungsmaßnahmen

- Wärmeanwendung bei Schultersteife mit Kälteempfindlichkeit / chronische Verläufe
- **Wärmelampe:** Während Akupunktur, wenn angenehm
- **Nadelmoxa:** Moxakegel oder raucharmes Moxa auf Akupunkturnadeln an Lokalpunkten ➔ S. 22
  Cave: Verbrennungsrisiko!
- Krankengymnastik, manuelle Therapie
- NSAR, Analgetika
- **Chinesische Kräuterrezeptur:** ➔ S. 128
  - Wind / Kälte / Nässe mit Qi-Leere: Juan Bi Tong
  - Qi- und Blut-Stagnation: Shen Tong Zhu Yu Tang

Therapieschema

Beispiel Grundschema

- **Wenn akut: zuerst Wailaogong ableitend mit Schulterbewegung vor anderen Punkten**
- **Lokalpunkte nach Druckschmerz schmerzseitig (Ashi)**
- **Fernpunkte nach Meridianverlauf beidseitig**
  - **Anterior ➔ Yangming ➔Di + Ma // Taiyin ➔Lu + Mi: Ashi, Di15, Di14, Lu2, Di4, Lu7, Ma38**
  - **Lateral ➔ Shaoyang ➔3E + Gb: Ashi, 3E15, oder Gb21, 3E14, 3E5 oder 3E3, Ma38**
  - **Dorsal ➔ Taiyang ➔ Dü + Bl: Ashi, Dü9, Dü10, Dü11, Dü3 oder Dü6, Ma38, Bl60**
- **Chronisch: Neutrale Nadeltechnik, evtl. Moxa**
- **Akut: Ableitende Nadeltechnik. Ca. 6-10 Nadeln**

Behandlungsablauf

- Bewegung und Palpation der Schulter zur Auswahl von schmerzhaften Lokalpunkten / Leitbahnen
- Wailaogong mit Bewegung schmerzseitig vor anderen Punkten
- Bei starkem akutem Schmerz zu Beginn lediglich Fernpunkte, nach Besserung auch Lokalpunkte
- Fernpunkte nach Schmerzlokalisation Schulter ➔ Meridianverlauf / Meridianachse
- Bei **Kältezuständen / chronischen Verläufen**: Wärmelampe / Nadelmoxa / Kräuterrezeptur
- **Behandlungsdauer:** 2 x 15 Minuten. Erst Rücken-, dann Seitenlage. Oder nur Seitenlage 1 x 25 Minuten
- **Anzahl der Behandlungen:** 12 x. Bei Bedarf weitere Behandlungen 1 x pro Woche
- **Behandlungsfrequenz:** 2 x pro Woche

Beurteilung

Die Einschätzung der Eignung dieser Indikation für die Behandlung mit Akupunktur beruht auf einem Ranking der Deutschen Zeitschrift für Akupunktur 1/2010 und auf eigener Erfahrung

- Maximal erreichbare Punktzahl: 5
- **Rangliste DZA 1/2010:** 4,8
  Beurteilung Schulter-Nackenbeschwerden
- **Eigene Einschätzung:** 4

Quellen / Literaturempfehlung

- **C. Focks:** Leitfaden Chinesische Medizin,
  6. Auflage. Urban & Fischer, München 2010: S. 1499
  7. Auflage. Therapie. Elsevier, München 2018: S. 734
- **J. Bachmann:** Akupunktur am Bewegungssystem. Enke im Thieme-Verlag 2008: S. 72 ff
- **J. Bachmann:** Chinesische Medizin in der Orthopädie. Urban & Fischer, München 2008: S. 214 ff
- **C.-H. Hempen:** Leitfaden Chinesische Rezepturen. Urban & Fischer, München 2006: S. 186, 312
- **T. Ots:** Bewertung der Tauglichkeit von Akupunktur bei 62 Indikationen. Deutsche Zeitschrift für Akupunktur 1/2010: S. 34-40

2.5 Epicondylitis humeroradialis (Tennisellenbogen)

Epicondylitis humeroradialis
(Tennisellenbogen)

Genese / Symptomatik / Systematik

- Radiale Epicondylitis (Fingerstrecker) ist wesentlich häufiger als ulnare Form
- Chronische / akute Überlastung führt zu lokalem Schmerzzustand des Muskel-Band-Apparates und der Sehnenansätze am Periost
- Typischer Druckschmerzpunkt radiales Olecranon ➔ „Ashi-Punkt“
- Vermehrter Schmerz bei Muskelanspannung
- Häufig auch Störungen der HWS-Region

TCM: Bi-Syndrom ➔ Schmerz in Gelenken Sehnen, und Muskeln durch Stagnation von Qi und Blut in den Meridianen

Therapie: Qi / Blut-Stagnation beseitigen

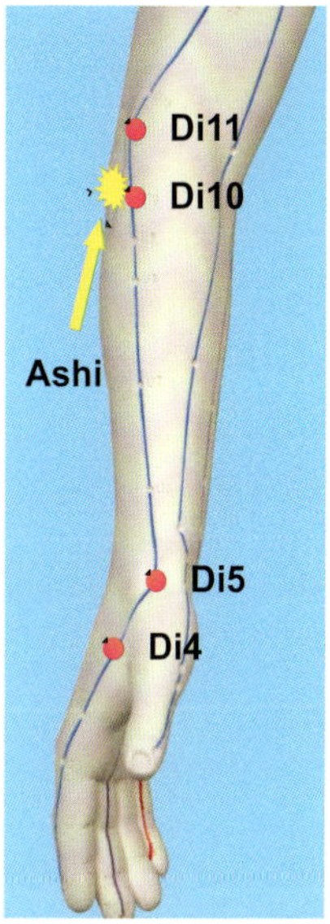

Lokalpunkte / Fernpunkt

- **Di11:** Bei rechtwinklig gebeugtem Ellenbogen zwischen Ende der Beugefalte und Epicondylus.
  T: 0,5-1 C senkrecht. Lokalpunkt
- **Di10:** 2 C distal Di11 auf Linie zu Di5. T: 0,5-0,8 senkrecht. Lokalpunkt
- **Di5:** In Tabatiere. 0,3-0,5 C senkrecht.
  (Punkt beschrieben als Hilfe zur Lokalisation von Di10)

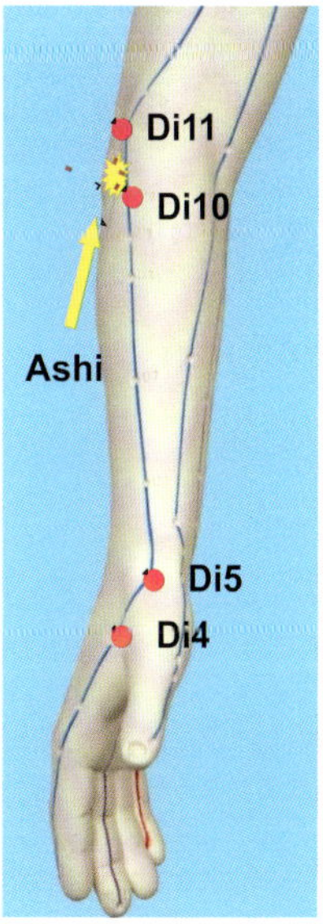

Lokalpunkte / Fernpunkt

- **Umstechen Ashi-Punkt➔ :**
  Vier Nadeln subcutan auf Punkt der maximalen Druckdolenz zustechen. Lokalpunkt
- **Di4:** Radial Mitte des MCP 2, auf Mitte des Muskelwulstes des M. adductor pollicis. T: 0,5-0,8 C senkrecht. Fernpunkt.
  Bewegt Qi, lindert Schmerz

Ergänzende Punkte bei Nackenbeschwerden

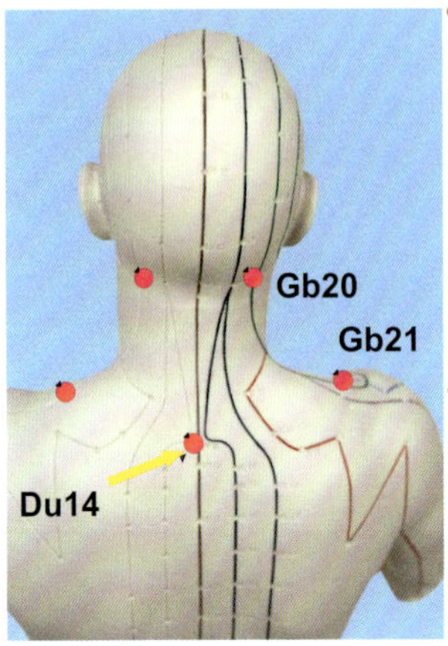

- **Gb20:** Grube zwischen M. sternocleidomastoideus und M. trapezius am Schädelansatz. T: 0,5-1 C Richtung Orbita schräg gegenüber. Lokalpunkt. Cave: Arteria vertebralis
- **Gb21:** Oberkante M. trapezius, Mitte zwischen Dornfortsatz HWK 7 und Acromion. T: 0,5-1 C senkrecht. Muskel zwischen Fingern halten. Lokalpunkt

Fernpunkte / Meisterpunkt

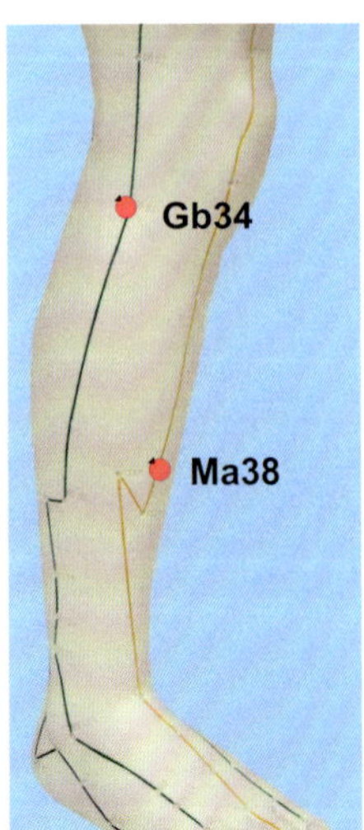

- **Du14:** Unter Dornfortsatz HWK 7 (HWK 7 gleitet bei Reklination des Kopfes nicht nach ventral). T: 0,5-1 C senkrecht
- **Gb34:** Grube je 1 C ventral und distal Fibulaköpfchen. T: 1-1,5 C senkrecht. Fernpunkt. Meisterpunkt der Sehnen
- **Ma38:** Mitte zwischen lateralem Kniegelenkspalt und Malleolusspitze an Tibiavorderkante. T: 1-1,5 C senkrecht. Fernpunkt

Tapeverband

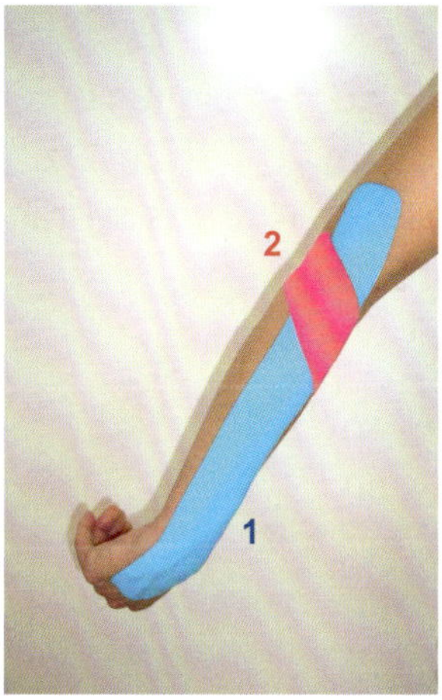

- Streckung Ellenbogen
- Palmarflexion Handgelenk
- Pronation Unterarm
- Tape 1: Von distal nach proximal mit leichter Dehnung über beide Gelenke
- Beidseits jeweils letzte 5cm ohne Dehnung
- Tape 2: Mit leichter Dehnung von radial nach ulnar
- Belassen der Tapes bis zur nächsten Akupunktur

Weitere Behandlungsmaßnahmen

Immer:
- Konsequente und ausreichend lange Schonung
- Elastischer Tapeverband zwischen den Akupunkturbehandlungen

Fakultativ:
- NSAR, Analgetika
- Phlogenzym mono Tabl. 2 x 1
- Traumeel S Tabl. 3 x 1
- Dauernadel: Dauernadel auf Ashi-Punkt
- Epicondylitisspange

Therapieschema

Beispiel Grundschema

- **Schmerzseitig Umstechung Ashi-Punkt mit vier Nadeln, Di11, Di10**
- **Dazu beidseitig Gb34 oder Ma38, Di4**
- **Bei Nackenbeschwerden auch Gb20, Gb21, Bl11 nach Beschwerdelokalisation. Dazu Du14**
- **Ableitende Nadelungstechnik**
  ➔ De-Qi deutlich auslösen
- **Bei sehr starker Schmerzhaftigkeit lokal kein De-Qi auslösen, evtl. zunächst nur Fernpunkte.**
  Ca. 10 bis 17 Nadeln

Anmerkung: Epicondylitis humeroulnaris:

- **Ashi-Punkte, Hz3, Hz7, Gb34, Nackenpunkte**

Behandlungsablauf

- Zuerst Lokalpunkte und Fernpunkte in Rückenlage
- Falls Beschwerden in Nacken-Schulter-Region: Nach Drehung dorsale Punkte in Bauchlage
- **Behandlungsdauer:** 1 x 20 Minuten. Oder 2 x 15 Minuten, wenn Schulter-Nacken mitbehandelt wird
- Nach Akupunktur Tape anlegen. Tape bis zur nächsten Sitzung belassen
- **Anzahl der Behandlungen:** Zunächst 12 x, bei nur gradueller Besserung weitere Behandlungen
- **Behandlungsfrequenz:** 2 x pro Woche
- Oft längerer Verlauf bis zur Besserung

Beurteilung

Die Einschätzung der Eignung dieser Indikation für die Behandlung mit Akupunktur beruht auf einem Ranking der Deutschen Zeitschrift für Akupunktur 1/2010 und auf eigener Erfahrung

- Maximal erreichbare Punktzahl: 5
- **Rangliste DZA 1/2010:** 3,9
- **Eigene Einschätzung:** 3,5
  Lohnende Indikation
  Oft längerer Verlauf bis zur Besserung

Quellen / Literaturempfehlung

- **C. Focks:** Leitfaden Chinesische Medizin,
  6. Auflage. Urban & Fischer, München 2010: S. 1500
  7. Auflage. Therapie. Elsevier, München 2018: S. 736
- **J. Bachmann:** Chinesische Medizin in der Orthopädie. Urban & Fischer, München 2008: S. 241
- **J. Bachmann:** Akupunktur am Bewegungssystem. Enke im Thieme-Verlag, Stuttgart 2000: S. 90
- **E. Pohlmann:** Physio-Taping. Spitta, Balingen, 2011: S 31
- **T. Ots:** Bewertung der Tauglichkeit von Akupunktur bei 62 Indikationen. Deutsche Zeitschrift für Akupunktur 1/2010: S. 34-40

2.6 Karpaltunnelsyndrom

Karpaltunnel-Syndrom

Genese / Symptomatik / Systematik

- Mechanische Kompression des Nervus medianus im Karpaltunnel führt zu Schmerzen und Parästhesien der Finger 1-3
- Auftreten bevorzugt nachts (Brachialgia nocturna) und bei Belastung
- Besserung durch Bewegung und kaltes Wasser
- Schmerzbeteiligung von Arm / Schulter / Nacken ist möglich

TCM: Bi-Syndrom ➔ Überlastung / Kälte / Nässe (Schwellung) führen zu Stagnation von Qi und Blut in den Meridianen

Therapie: Qi-Stagnation beseitigen, Nässe ausleiten

Lokalpunkte

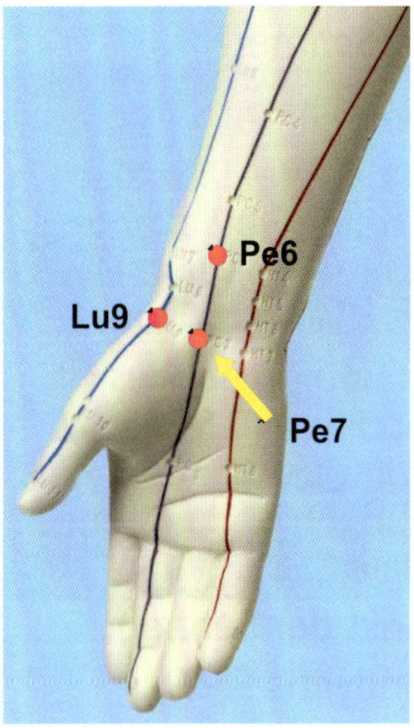

- **Pe7:** Distale Beugefalte des Handgelenks zwischen Sehnen der Mm. palmaris longus und flexor carpi radialis. T: 1,5 C in Karpalkanal Richtung Palma manus. Lokalpunkt. Hauptpunkt. Cave: Nervus medianus Nadelung bei gebeugtem Handgelenk. Vorsichtig und kontrolliert stechen!
- **Pe6:** 2 C proximal Beugefalte Handgelenk zwischen Sehnen der Mm. Palmaris longus und Flexor carpi radialis. T: 0,5-1 C senkrecht. Lokalpunkt. Vorsichtig stechen

Lokalpunkte

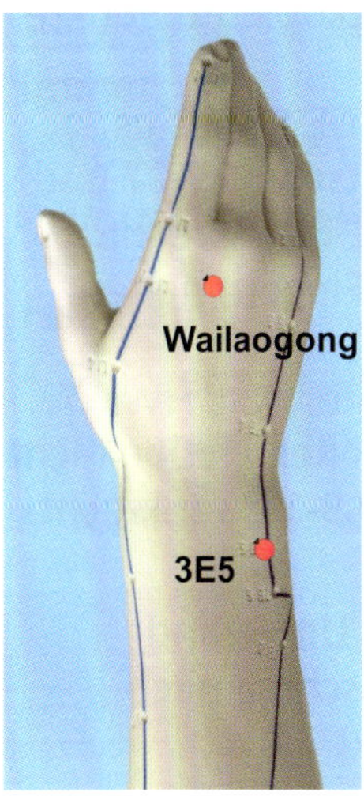

- **Wailaogong (Ex-AH8):** Spalte zwischen MCP 2-3, 0,5 C proximal Fingergrundgelenk am Handrücken. T: 0,5 C senkrecht. Lokalpunkt. Abschwellend
- **3E5:** 2 C proximal dorsaler Handgelenksbeugefalte zwischen Ulna und Radius. T: 0,5-1 C senkrecht. Vorsichtig stechen. Lokalpunkt. Beseitigt pathogene Faktoren
- **Lu9:** Radiales Ende Beugefalte Handgelenk radial der Arteria radialis. T: 0,3 C senkrecht. Lokalpunkt

Therapieschema

Beispiel Grundschema

- **Pe7: schmerzseitig vorsichtig in Karpaltunnel vorschieben, stimulieren, dann Nadel entfernen, erst danach andere Nadeln setzen**
- **Dazu schmerzseitig: Pe6, Lu9, Wailaogong (Ex-AH8)**
- **Dazu beidseitig: Mi9, Di4, Gb34**
- **Wenn Beschwerden im Nacken-BWS-Bereich auch beidseitig: Ashi-Punkte, Gb21, Bl11, Gb39, 3E5**
  Dazu Du14
- **Ableitende Nadelungstechnik. Ca. 8 bis 17 Nadeln**

Behandlungsablauf

- Pe7 schmerzseitig mit kurzer, deutlicher Stimulation vor anderen Nadeln. Vorsichtig und kontrolliert stechen. Nach Stimulation Nadel entfernen
- Erst Lokal- und Fernpunkte in Rückenlage. Dorsale Punkte nach Drehung in Bauchlage
- **Behandlungsdauer einseitig:** 20 Minuten, bei Mitbehandlung Nackenregion: 2 x 15 Minuten
- **Anzahl der Behandlungen:** 12 x
- **Behandlungsfrequenz:** 2-3 x pro Woche
- Nachts Handgelenksschiene

Beurteilung

Die Einschätzung der Eignung dieser Indikation für die Behandlung mit Akupunktur beruht auf eigener Erfahrung

- Maximal erreichbare Punktzahl: 5
- In Rangliste **DZA 1/2010** nicht geführt
- **Eigene Einschätzung:** 4
  Gute Erfolge in den früheren Krankheitsstadien bei durch Schwellung bedingter relativer Enge ohne Paresen / Atrophie. Der Versuch einer Behandlung mit Akupunktur vor OP lohnt meist

Quellen / Literaturempfehlung

- **J. Bachmann:** Chinesische Medizin in der Orthopädie. Urban & Fischer, München, 2008: S. 253
- **J. Bachmann:** Akupunktur am Bewegungssystem. Enke im Thieme-Verlag, Stuttgart 2000: S. 100

2.7 BWS-Syndrom

BWS-Syndrom
paravertebrale Form

Genese / Symptomatik / Systematik

- Schmerzhafte Bewegungseinschränkung der Brustwirbelsäulenregion. Lokale Druckdolenz
- Meist durch Fehlbelastung, Trauma, degenerative Veränderungen, Blockierung der WK-Gelenke
- Betroffene Leitbahnen: Nach Schmerzlokalisation. Schmerz paravertebral: **Taiyang ➔ Bl + Dü**

TCM: Bi-Syndrom ➔ schmerzhafte Obstruktion von Qi / Blut durch eingedrungene Kälte, Nässe, Fehlbelastung, Trauma. Wenn rezidivierend oder chronisch auch Erschöpfung / Leerezustände (Niere) oder Neigung zu Leber-Qi-Stagnation möglich

Therapie: Lokale Qi / Blut Stagnation beseitigen, Kälte / Nässe ausleiten, wärmen, evtl. Leere tonisieren, evtl. Leber-Qi bewegen

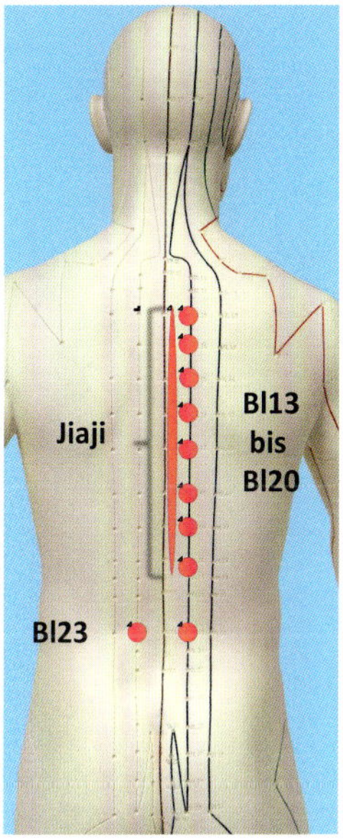

Lokalpunkte

- **Bl13-20:** acht Punktpaare 1,5 C lateral Mittellinie, jeweils Höhe Unterkante Processus spinosus. T: 0,5-0,8 C schräg medial. Lokalpunkte

Bl13→Th3	Bl14→Th4
Bl15→Th5	Bl16→Th6
Bl17→Th7	Bl18→Th9
Bl19→Th10	Bl20→Th11

- **Jiaji (Ex-R2):** 17 Punktpaare Th1 – L5, je Unterkante Processus spinosus, 0,5 C. lateral Mittellinie. T: 0,5-1 C senkrecht. Lokalpunkte

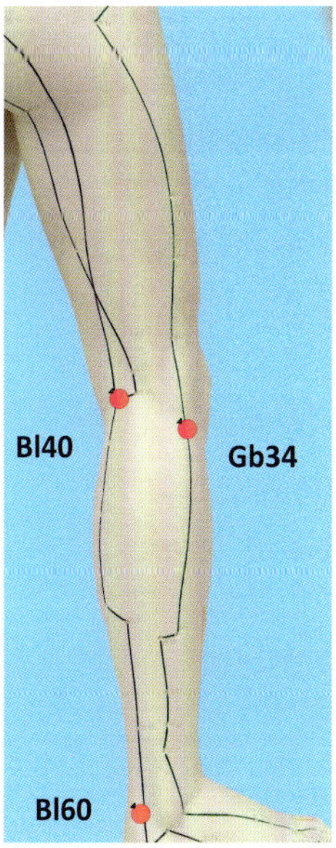

Fernpunkte

- **Bl23:** 1,5 C lateral dorsaler Mittellinie Höhe Unterkante LWK 2. T: 0,5-1 C senkrecht. Shu-Punkt. Tonisiert Niere
- **Gb34:** Grube je 1 C ventral und distal Fibulaköpfchen. T: 1-1,5 C senkrecht. Fernpunkt Gb-Meridian. Meisterpunkt der Sehnen
- **Bl40:** Mitte der Kniekehle auf Beugefalte. T: 1 C senkrecht. Fernpunkt Bl-Meridian
- **Bl60:** Mitte Malleolus lateralis / Achillessehne. T: 0,5-1 C senkrecht. Fernpunkt Bl-Meridian

Fernpunkte

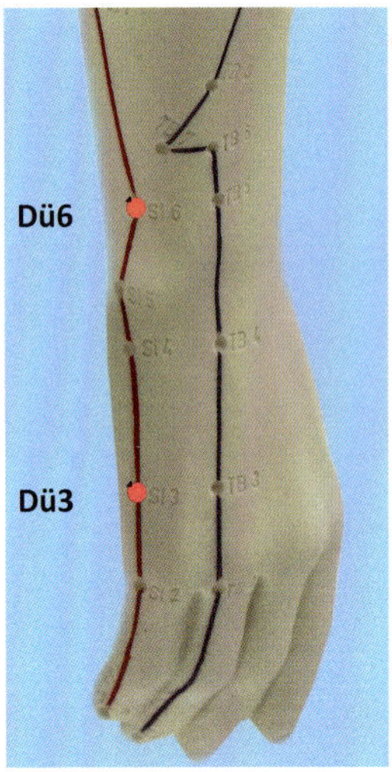

- **Dü6:** Ulnare Streckseite Unterarm, Grube radial-proximal Processus styloideus Ulnae. Grube öffnet bei Supination der Hand. T: 0,5-0,8 schräg oder senkrecht. Fernpunkt Taiyang-Achse (Bl + Dü). Weniger schmerzhaft als Dü3
- **Dü3:** Laterale Handkante Ende Beugefalte Handteller. T: 0,5-1 C Richtung Handteller. Fernpunkt Taiyang-Achse (Bl + Dü)

Übergeordnete Punkte

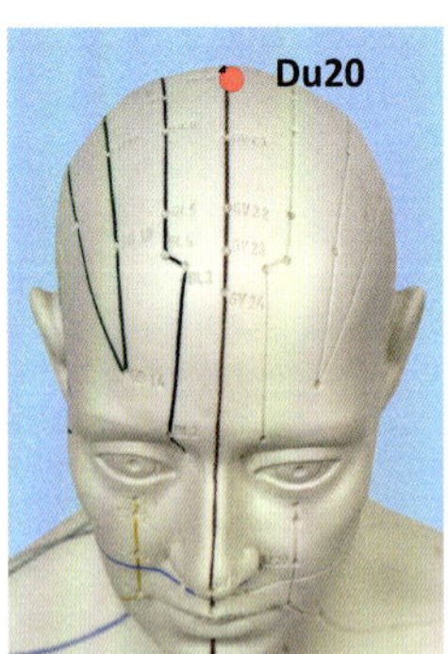

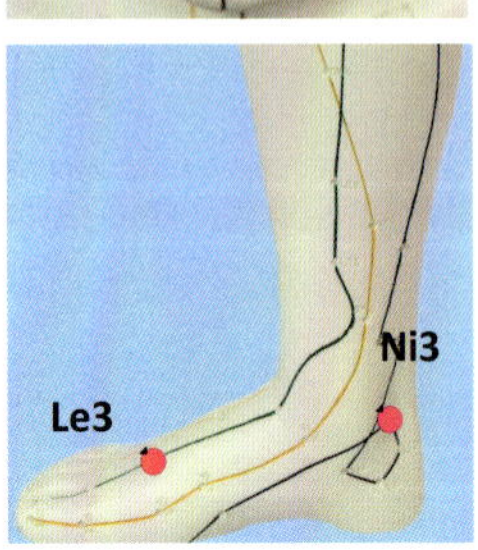

- **Du20:** Scheitelmitte, Verlängerung Ohrachse. T: 0,5 C schräg dorsal. Psychisch ausgleichend
- **Ni3:** Mitte zwischen höchstem Punkt des Malleolus medialis und Achillessehne. T: 0,5-1 C senkrecht. Tonisiert Niere. Vorsichtig stechen
- **Le3:** Proximaler Spalt zwischen Os metatarsale eins und zwei. T: 0,3-0,8 C senkrecht. Bewegt Leber-Qi, löst Anspannung

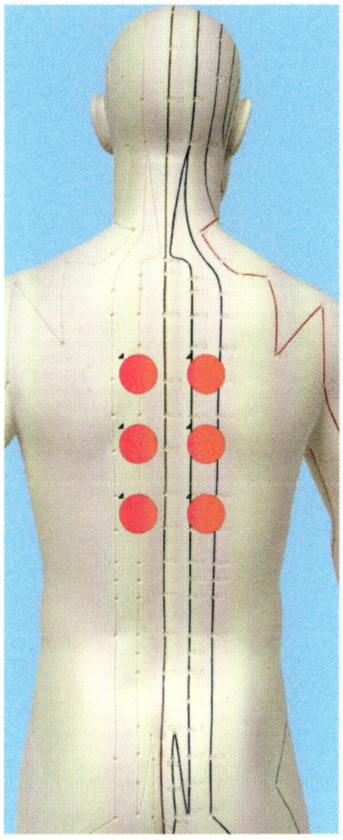

Schröpfen ➔ S. 23

- Vor Akupunktur oder als alleinige Methode
- Oder Schröpfmassage vor Akupunktur
- Auf verspannter Muskulatur
- Dauer 5 bis 10 Minuten
- Ableitende Technik
- Nicht bei Leerezuständen
- Aufklären über mögliche Hauteinblutungen
- Nicht unter Antikoagulation!

Weitere Behandlungsmaßnahmen

- Wärmelampe: über Schmerzregion während der Akupunkturbehandlung wenn angenehm ➔ S. 21
- Nadelmoxa: Moxakegel oder raucharmes Moxa auf Akupunkturnadeln an Lokalpunkten ➔ S. 22

  Cave: Verbrennungsrisiko!
- Schröpfen: bei lokaler Muskelverspannung, wenn ausreichend kräftige Muskulatur ➔ S. 23

  Kein Schröpfen bei Erschöpfungszuständen
- Physiotherapie: Manuelle Therapie, Krankengymnastik
- NSAR, Analgetika

Therapieschema

Beispiel Grundschema

- **Du20 dann Fernpunkte beidseitig: Dü3 oder Dü6**
- **Dazu beidseits Gb34**
- **Nach Drehung: evtl. Schröpfen in Bauchlage**
- **Dann Lokalpunkte nach Schmerzlokalisation / Druckdolenz: ➔ Ashi-Punkte, Jiaji, (Ex-R2) oder Auswahl aus Bl13-20**
- **Dazu Fernpunkte Bein: Bl60 oder Bl40**
- **Wenn generelle Erschöpfung: Bl23, Ni3**
- **Wenn generelle Leber-Qi-Stagnation: Le3**
- **Akut ableitend, sonst neutrale Nadeltechnik. Ca. 11 bis 17 Nadeln**

Behandlungsablauf

- Druckdolente Lokalpunkte (Ashi-Punkte) tasten
- Zuerst Fernpunkte in Rückenlage 15 Minuten
- Bei sehr starker Schmerzhaftigkeit zunächst nur Fernpunkte ohne Lokalpunkte behandeln
- Dann vor Lokalpunkten am Rücken evtl. Schröpfen 5-10 Minuten / Schröpfmassage in Bauchlage
- Danach Lokalpunkte und Bl60 oder Bl40, evtl. auch Bl23 in Bauch- oder Seitenlage 15 Minuten
- Wärmelampe / Nadelmoxa wenn angenehm

- **Behandlungsdauer:** 2 x 15 Minuten + Schröpfen
- **Anzahl der Behandlungen:** z. B. 6 -12 x
- **Behandlungsfrequenz:** 2 x pro Woche

Beurteilung

Die Einschätzung der Eignung dieser Indikation für die Behandlung mit Akupunktur beruht auf einem Ranking der Deutschen Zeitschrift für Akupunktur 1/2010 und auf eigener Erfahrung

- Maximal erreichbare Punktzahl: 5
- In Rangliste **DZA 1/2010** nicht geführt
- **Eigene Einschätzung:** 3 - 4
  Gute Ergebnisse bei Fehlen vorbestehender struktureller Veränderungen, insbesondere in Kombination mit Physiotherapie

Quellen / Literaturempfehlung

- **C. Focks:** Leitfaden Chinesische Medizin,
  6. Auflage. Urban & Fischer, München 2010 : S. 1503
  7. Auflage. Therapie. Elsevier, München 2018: S. 739
- **J. Bachmann:** Akupunktur am Bewegungssystem. Enke in Thieme-Verlag, Stuttgart 2000: S. 100
- **J. Bachmann:** Chinesische Medizin in der Orthopädie. Urban & Fischer, München 2008: S. 277

2.8 Akute Lumbalgie (Füllesyndrom)

Akute Lumbalgie
(Füllesyndrom)

Genese / Symptomatik / Systematik

- „Hexenschuss": akut aufgetretene schmerzhafte Verspannung der paravertebralen LWS-Muskulatur
- Keine neurologischen Defizite oder Ausstrahlung
- Meist durch Verhebetrauma, Fehlbewegung, Überlastung, lokale Kälteeinwirkung

TCM: Bi-Syndrom ➔ schmerzhafte Obstruktion von Qi und Blut ➔ lokaler Füllezustand der Leitbahnen, verursacht durch Fehlbelastung / eingedrungenen Wind / Kälte / Nässe
Betroffene Leitbahnen: Bl + Dü ➔ Taiyang

Therapieprinzip: Qi-Stagnation beseitigen, Wind / Kälte / Nässe ausleiten

Fernpunkte

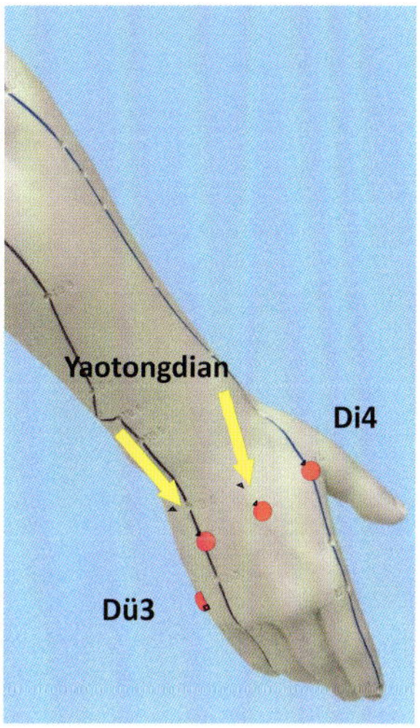

- **Yaotongdian (Ex-AH7):** Zwei Punkte am Handrücken zwischen MCP 2/3 und MCP 4/5, am proximalen Ende des interossären Spaltes. T: 0,5 C senkrecht. Genereller Lumbalgiepunkt
- **Dü3:** Laterale Handkante Ende Beugefalte Handteller. T: 0,5-1 C Richtung Handteller. Fernpunkt
- **Di4:** Radial Mitte des MCP 2, auf Mitte des Muskelwulstes des M. adductor pollicis. T: 0,5-0,8 C senkrecht. Bewegt Qi

Lokalpunkte

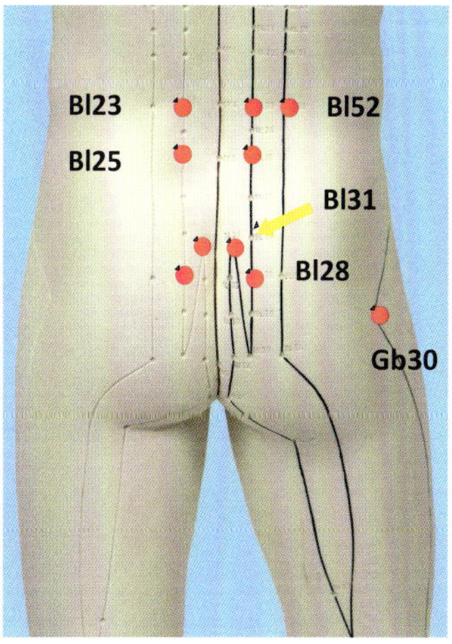

- **Bl23:** 1,5 C lateral dorsaler Mittellinie Höhe Unterkante LWK 2. T: 0,5-1 C senkrecht. Lokalpunkt. Shu-Punkt. Tonisiert Niere
- **Bl25:** 1,5 C lateral dorsaler Mittellinie Höhe Unterkante LWK 4. Höhe Beckenkamm. T: 1,5 C senkrecht. Lokalpunkt
- **Bl28:** 1,5 C lateral dorsaler Mittellinie Höhe 2. Foramen sacrale. T: 0,8-1,2 C senkrecht. Lokalpunkt

Lokalpunkt / Fernpunkte

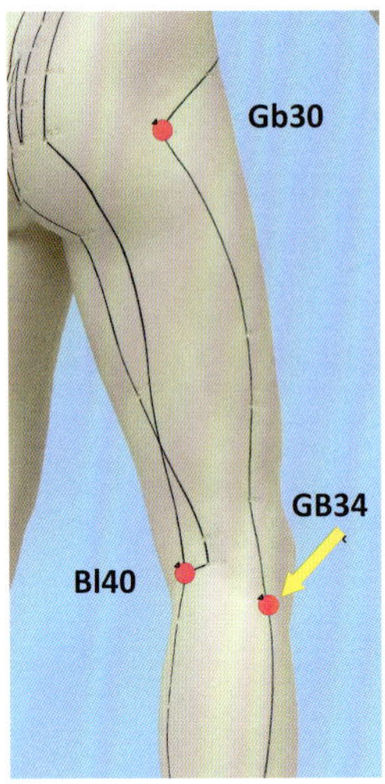

- **Gb30:** Zwischen lateralem und mittleren Drittel der Linie Hiatus sacralis und Trochanter.
  T: 1,5–3 C senkrecht. Lokalpunkt
- **Gb34:** Grube je 1 C ventral und distal Fibulaköpfchen. T: 1-1,5 C senkrecht.
  Meisterpunkt der Sehnen
- **Bl40:** Mitte der Kniekehle auf Beugefalte. T: 1 C senkrecht. Fernpunkt Lumbalregion

Lokalpunkte /Syndrompunkt

- **Bl31:** Erstes Foramen sacrale, 2 C cranial craniales Ende der Gesäßfalte. T: 1 C senkrecht. Lokalpunkt
- **Bl52:** 3 C lateral dorsaler Mittellinie Höhe Unterkante LWK 2, lateral Bl23. T: 1 C senkrecht. Lokalpunkt. Tonisiert Niere
- **Ashi-Punkte:** Druckdolente Punkte ohne Definition
- **Ohne Abb.:**
- **Du20:** Scheitelmitte, Verlängerung Ohrachse. T: 0,5 C schräg dorsal. Psychisch ausgleichend. **Abb.** siehe BWS-Syndrom S. 72

Schröpfen ➔ S. 23

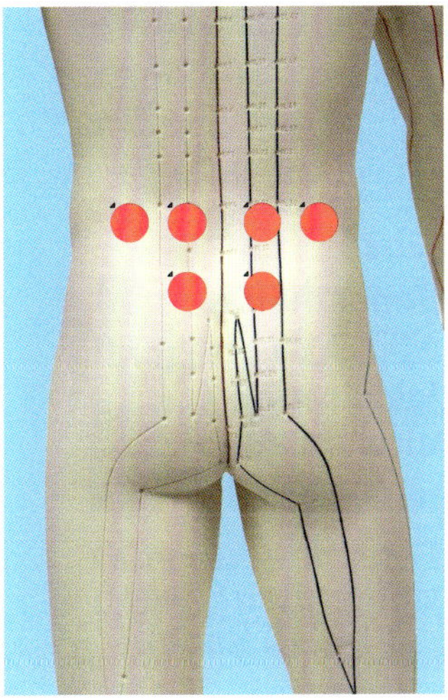

- Vor Akupunktur oder als alleinige Methode
- Oder Schröpfmassage vor Akupunktur
- Auf verspannter Muskulatur
- Dauer 5 bis 10 Minuten
- Ableitende Technik
- Nicht bei Leerezuständen
- Aufklären über mögliche Hauteinblutungen
- Nicht unter Antikoagulation!

Weitere Behandlungsmaßnahmen

- Schonung
- Wärmelampe über Schmerzregion während der Akupunkturbehandlung, wenn angenehm ➔ S. 21
- Nadelmoxa, wenn angenehm ➔ S. 22
- Schröpfen der Schmerzregion ➔ S. 23
- NSAR, Analgetika

2.9 Chronisches LWS-Syndrom, Qi-Blut-Stagnation

Fülle-Leere-Syndrom

Chronisches LWS-Syndrom
Qi-Blut-Stagnation
(Fülle-Leere-Syndrom)

Genese / Symptomatik / Systematik

- Chronische / rezidivierende heftige Lumbalgien
- Schmerz umschrieben, stechend, Druckschmerz, Muskelverspannung, Bewegungseinschränkung
- Nach Traumen, Fehlbelastung
- Leichte Bewegung bessert, Ruhe verschlimmert
- Allgemeinzustand häufig reduziert / gestresst

TCM: **Bi-Syndrom** ➔ Qi- und Blut-Stagnation.

Betroffene Leitbahnen: Bl + Dü ➔ Taiyang-Achse ➔ Lokaler Füllezustand. Evtl. vorbestehende Nierenleere. Oft generelle Neigung zu Leber-Qi-Stagnation

Therapieprinzip: Qi-und Blut-Stagnation im Blasenmeridian auflösen, Niere tonisieren, Leber- Qi bewegen

Fernpunkte

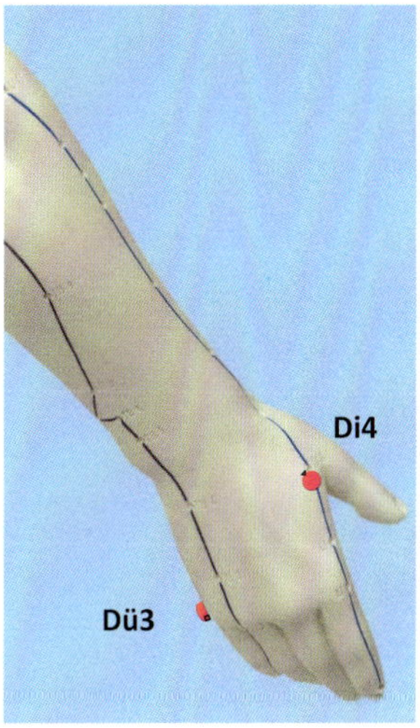

- **Di4:** Radial Mitte des MCP 2, auf Mitte des Muskelwulstes des M. adductor pollicis. T: 0,5-0,8 C senkrecht. Bewegt Qi
- **Dü3:** Laterale Handkante Ende Beugefalte Handteller. T: 0,5-1 C Richtung Handteller. Fernpunkt. Öffnet, mit Bl62 – diagonal gestochen - das Lenkergefäß
- **Bl23:** 1,5 C lateral dorsaler Mittellinie Höhe Unterkante LWK 2. T: 0,5-1 C senkrecht. Tonisiert Niere

Ohne Abb.:

- **Du20:** Schnittpunkt Ohrachsen – Lenkergefäß. Psychisch ausgleichend. **Abb.** BWS-Syndrom S. 72

Lokalpunkte

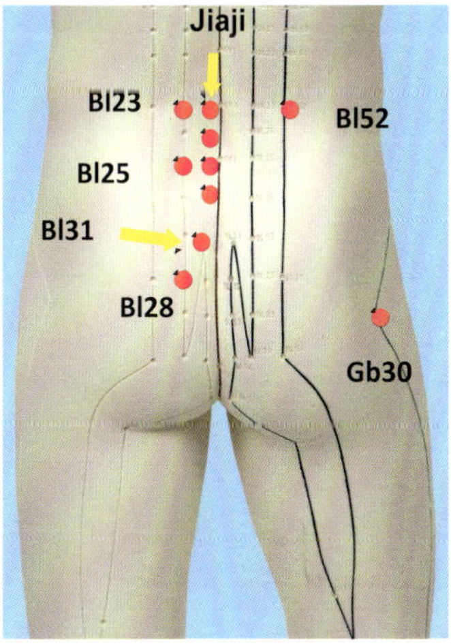

- **Bl25:** 1,5 C lateral dorsaler Mittellinie Höhe Unterkante LWK 4. Höhe Beckenkamm. T: 1,5 C senkrecht. Lokalpunkt
- **Bl28:** 1,5 C lateral dorsaler Mittellinie Höhe 2. Foramen sacrale. T: 0,8-1,2 C senkrecht. Lokalpunkt
- **Bl31:** 1. Foramen sacrale. T: 1-1,5 C senkrecht. Lokalpunkt
- **Gb30:** Zwischen lateralem und mittleren Drittel der Linie Hiatus sacralis - Trochanter. T: 1,5-3 C senkrecht. Lokalpunkt

Fernpunkte

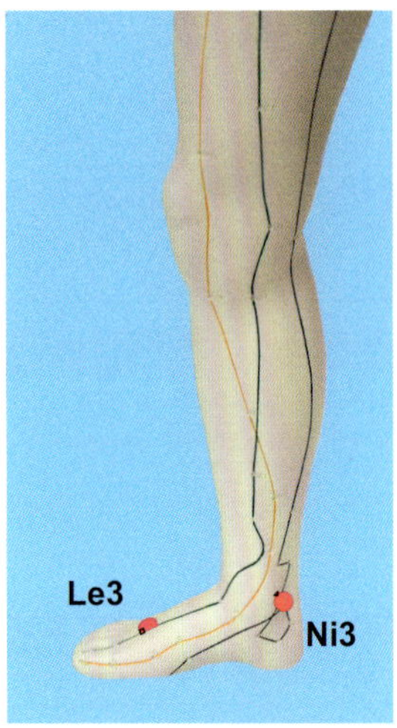

- **Jiaji (Ex-R2):** 17 Punktpaare jeweils caudal Processus spinosus Th1-L5, 0,5 C lateral Mittellinie. T: 0,5-1 C senkrecht. Lokalpunkte, segmentale Wirkung
- **Ni3:** Mitte zwischen höchstem Punkt des Malleolus medialis und Achillessehne. T: 0,5-1 C senkrecht. Yuan Punkt. Tonisiert Niere. Vorsichtig stechen
- **Le3:** Proximales Ende Spalt zwischen Os metatarsale eins und zwei. T: 0,5-0,8 C senkrecht. Bewegt stagniertes Leber-Qi, entspannt

Fernpunkte

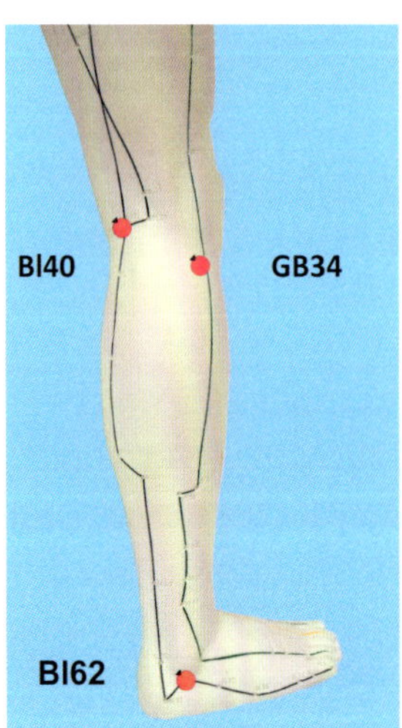

- **Gb34:** Grube je 1 C ventral und distal Fibulaköpfchen. T: 1-1,5 C senkrecht. Meisterpunkt der Sehnen
- **Bl40:** Mitte der Kniekehle auf Beugefalte. T: 1 C senkrecht. Fernpunkt Lumbalregion
- **Bl62:** Vertiefung distal Spitze Malleolus lateralis. T: 0,3 – 0,5 C senkrecht. Öffnet, mit Dü3 - diagonal gestochen, das Lenkergefäss (DuMai):
  Männer: Dü3 links + Bl62 rechts
  Frauen: Dü3 rechts + Bl62 links

Schröpfen ➔ S. 23

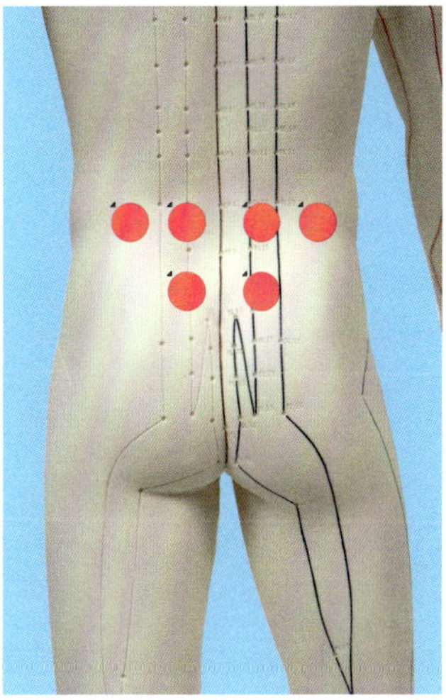

- Vor Akupunktur oder als alleinige Methode
- Oder Schröpfmassage vor Akupunktur
- Auf verspannter Muskulatur
- Dauer 5 bis 10 Minuten
- Ableitende Technik
- Nicht bei Leerezuständen
- Aufklären über mögliche Hauteinblutungen
- Nicht unter Antikoagulation!

Weitere Behandlungsmaßnahmen

- Schröpfen: bei lokaler Muskelverspannung, wenn generell gute Energie ➔ S. 23
- Wärmelampe: über Schmerzregion während Akupunktur, wenn angenehm empfunden ➔ S. 21
- Elektrostimulation der Nadeln möglich bei Therapieresistenz ➔ S. 26
- NSAR, Analgetika
- Physiotherapie
- **Chinesische Kräuterrezeptur:** ➔ S. 128, 127
  - Bewegen von Qi und Blut: **Shen Tong Zhu Yu Tang**
  - Bei Leber-Qi-Stagnation und Erschöpfung: **Xiao Yao San**

Therapieschema

Beispiel Grundschema

- Du20, dann beidseits: Dü3, Ni3, Gb34
- Bei hartnäckigem Verlauf: Öffnen Lenkergefäß:
  - Männer: Dü3 li. + Bl62 re.; Frauen: Dü3 re. + Bl62 li.
  - Z. B. bei drei aufeinander folgenden Behandlungen
- Dazu Qi-bewegen generell: Di4 und / oder Le3
- Nach Drehung evtl. Schröpfen Schmerzregion
- Dann Lokalpunkte nach Schmerzlokalisation: z. B. Ashi-Punkte, Bl25, Bl28, Bl31, Jiaji-Punkte (Ex-R2), Gb30
- Bl23 (stärkt Niere mit Ni3 gestochen) und Bl40
- Lokalpunkte sedierend, Bl23 und Ni3 tonisierend stechen. Ca. 15 bis 19 Nadeln

Behandlungsablauf

- Druckdolente Lokalpunkte (Ashi-Punkte) tasten
- Du20 und Fernpunkte in Rückenlage 15 Minuten
- Bei Beschwerdepersistenz Öffnen von Lenkergefäß mit Dü3 + Bl62 an drei folgenden Behandlungen
- Vor zweiter Akupunktur evtl. Schröpfen der Schmerzregion 10 Minuten – nur bei guter Energie
- Danach Lokalpunkte (Ashi-Punkte), Bl23 und Bl40 in Bauch- oder Seitenlage 15 Minuten
- Wärmelampe lokal auf Rückenpunkte wenn Kältegefühl besteht bzw. Wärme lindert
- **Behandlungsdauer:** 2 x 15 Minuten + Schröpfen
- **Anzahl der Behandlungen:** 12 x
- **Behandlungsfrequenz:** 2 x pro Woche

Beurteilung

Die Einschätzung der Eignung dieser Indikation für die Behandlung mit Akupunktur beruht auf einem Ranking der Deutschen Zeitschrift für Akupunktur 1/2010 und auf eigener Erfahrung

- Maximal erreichbare Punktzahl: 5
- **Rangliste DZA 1/2010:** 4,7
  Beurteilung LWS-Syndrom allgemein
- **Eigene Einschätzung:** 4
  Gute Ergebnisse bei überwiegend muskulär bedingten Beschwerden und guter Energie. Deutlich schlechtere Ergebnisse bei Bandscheibenprolaps und fixierter knöcherner Enge (Spinalkanalstenose)

Quellen / Literaturempfehlung

- **C. Focks:** Leitfaden Chinesische Medizin,
  6. Auflage. Urban & Fischer, München 2010: S. 1505
  7. Auflage. Therapie. Elsevier, München 2018: S. 740
- **J. Bachmann:** Chinesische Medizin in der Orthopädie. Urban & Fischer, München 2008: S. 287 ff
- **C.-H. Hempen:** Leitfaden Chinesische Rezepturen. Urban & Fischer, München 2006: S. 312
- **T. Ots:** Bewertung der Tauglichkeit von Akupunktur bei 62 Indikationen. Deutsche Zeitschrift für Akupunktur 1/2010: S. 34-40

2.10 Chronisches LWS-Syndrom, Kälte-Nässe

Fülle-Leere-Syndrom

Chronisches LWS-Syndrom
Kälte-Nässe
(Fülle-Leere-Syndrom)

Genese / Symptomatik / Systematik

- Chronische / rezidivierende heftige Lumbalgien
- Lumbaler Schmerz mit Kältegefühl und Steifigkeit
- Nach Exposition von Wind-Kälte-Nässe
- Kälte verschlimmert, Wärme und Bewegung lindern Schmerz. Allgemeinzustand evtl. reduziert / kalt

TCM: Bi-Syndrom ➔ Qi-Stagnation in Blasenleitbahn (Bl + Dü ➔ Taiyang) durch eingedrungene äußere pathogene Faktoren Kälte, Nässe, Wind (lokale Fülle) bei vorbestehender Nieren-Yang-Mangel (Leere)

Therapieprinzip: Qi und Blut bewegen, Kälte-Nässe ausleiten, wärmen, Niere tonisieren

Fernpunkte

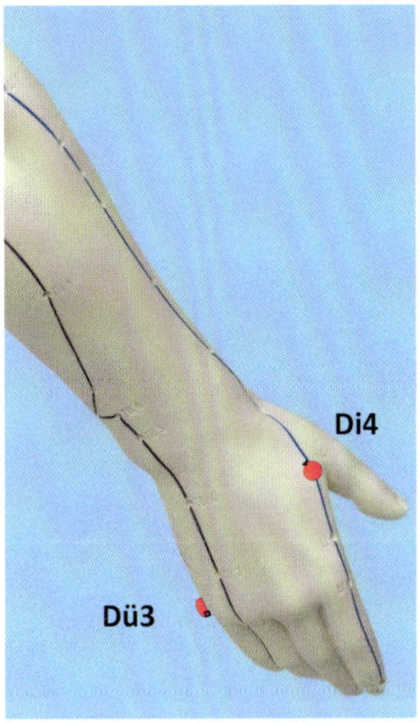

- **Du20:** Schnittpunkt Ohrachse - Lenkergefäß. Entspannt psychisch. **Abb.** siehe BWS-Syndrom S. 72
- **Di4:** Radial Mitte des MCP 2, auf Mitte des Muskelwulstes des M. adductor pollicis. T: 0,5-0,8 C senkrecht. Bewegt Qi
- **Dü3:** Laterale Handkante Ende Beugefalte Handteller. T: 0,5-1 C Richtung Handteller. Fernpunkt. Öffnet mit Bl62 – diagonal gestochen - das Lenkergefäß
- **Bl23:** 1,5 C lateral dorsaler Mittellinie Höhe Unterkante LWK 2. T: 0,5-1 C senkrecht. Shu-Punkt. Tonisiert Niere

Lokalpunkte

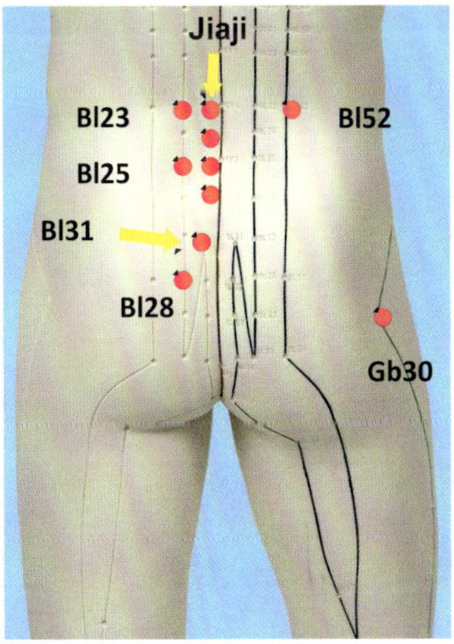

- **Bl25:** 1,5 C lateral dorsaler Mittellinie Höhe Unterkante LWK 4. Höhe Beckenkamm. T: 1,5 C senkrecht. Lokalpunkt
- **Bl28:** 1,5 C lateral dorsaler Mittellinie Höhe Foramen sacrale 2. T: 0,8-1,2 C senkrecht. Lokalpunkt
- **Bl31:** Foramen sacrale 1. T: 1-1,5 C senkrecht. Lokalpunkt
- **Gb30:** Zwischen lateralem und mittlerem Drittel der Linie Hiatus sacralis - Trochanter. T: 1,5-3 C senkrecht. Lokalpunkt

Fernpunkte

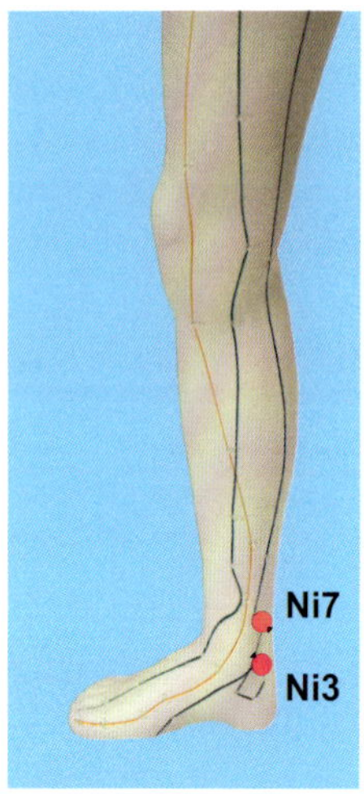

- **Jiaji (Ex-R2):** 17 Punktpaare jeweils caudal Processus spinosus Th1-L5, 0,5 C. lateral Mittellinie. T: 0,5-1 C senkrecht. Lokalpunkte, segmentale Wirkung
- **Ni3:** Mitte zwischen höchstem Punkt des Malleolus medialis und Achillessehne. T: 0,5-1 C senkrecht. Yuan Punkt. Tonisiert Niere. Vorsichtig stechen
- **Ni7:** 2 Cun cranial Ni3 am ventralen Rand der Achillessehne. T: 0,5-1 C senkrecht. Tonisiert Nieren-Yang. Nadelmoxa möglich

Fernpunkte

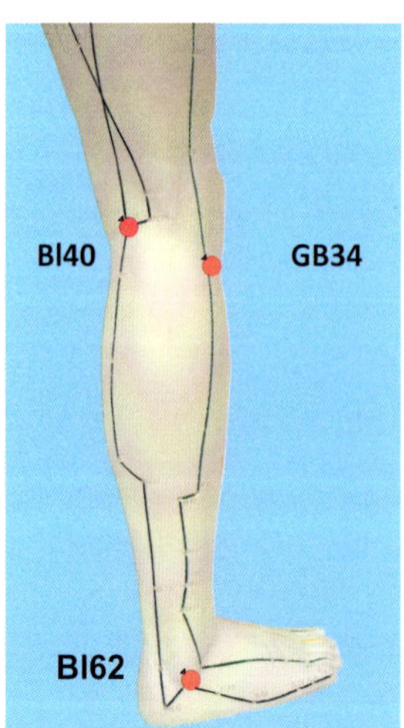

- **Gb34:** Grube je 1 C ventral und distal Fibulaköpfchen. T: 1-1,5 C senkrecht.
  Meisterpunkt der Sehnen
- **Bl40:** Mitte der Kniekehle auf Beugefalte. T: 1 C senkrecht. Fernpunkt Lumbalregion
- **Bl62:** Vertiefung distal Spitze Malleolus lateralis. T: 0,3 – 0,5 C senkrecht. Öffnet mit Dü3 - diagonal gestochen - das Lenkergefäß (DuMai):
  Männer: Dü3 links + Bl62 rechts
  Frauen: Dü3 rechts + Bl62 links

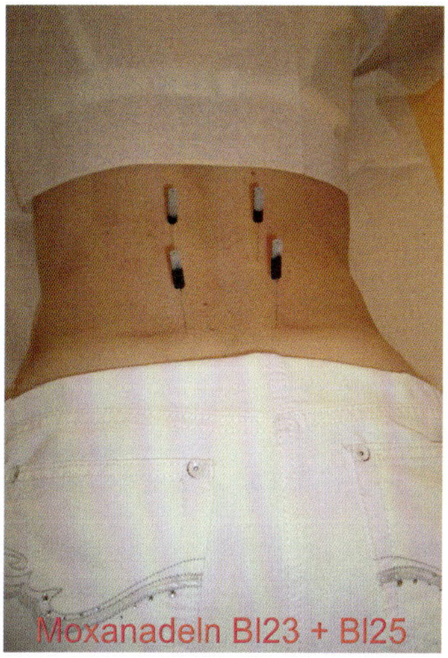

Moxibustion ➔ S. 22

- Tonisierend, fördert Qi- und Blutfluss
- Erwärmen lokaler Schmerzpunkte LWS
- Bei genereller Kälte
- Moxanadel: Metallgriff, 0,3 x 50 mm
- Raucharmes Moxa
- Z. B. vier Nadeln LWS
- Notfallklingel!
- Über Verbrennungsrisiko (Narben) aufklären!

Weitere Behandlungsmaßnahmen

- Wärmelampe: über Schmerzregion während der Akupunkturbehandlung ➔ S. 21
- Nadelmoxa: Moxakegel oder raucharmes Moxa auf Akupunkturnadel an Lokalpunkten, zur Tonisierung eines Nieren-Yang-Mangels auch auf Bl23 / Ni7
  Cave: Verbrennungsrisiko! ➔ S. 22
- Physiotherapie: Tui Na, Krankengymnastik
- NSAR, Analgetika
- **Chinesische Kräuterrezeptur:** ➔ S. 127
  - Wind-Kälte-Nässe ausleiten, wärmen, tonisieren: **Du Huo Ji Sheng Tang**

Therapieschema

Beispiel Grundschema

- **Erst Du20, dann beidseits: Di4, Dü3, Ni7, Gb34**
- **Bei hartnäckigem Verlauf: Öffnen Lenkergefäß:**
  - **Männer: Dü3 li. + Bl62 re., Frauen: Dü3 re. + Bl62 li.**
- **Nach Drehung ➔ Lokalpunkte nach Schmerz-Lokalisation: z. B.: Ashi-Punkte, Bl25, Bl28, Bl31, Jiaji-Punkte (EX-R2), Gb30**
- **Bl23 (stärkt Niere mit Ni7) und beidseits Bl40**
- **Nadelmoxa: Lokalpunkte (z. B. Bl25), Niere tonisieren mit Bl23 und Ni7. Oder lokal Wärmelampe**
- **Technik: Lokalpunkte sedierend (starke Stimulation), Bl23 und Ni7 tonisierend. Ca. 13 bis 19 Nadeln**

Behandlungsablauf

- Druckdolente Lokalpunkte (Ashi-Punkte) tasten
- Du20 und Fernpunkte in Rückenlage 15 Min.
- Bei Beschwerdepersistenz öffnen Lenkergefäß mit Dü3 + Bl62 kreuzweise an drei folgenden Behandlungen
- Danach Lokalpunkte, Bl23 und Bl40 in Bauch - oder Seitenlage 15 Minuten
- Wärmelampe oder Nadelmoxa auf Rückenpunkte wenn Kältegefühl besteht bzw. Wärme lindert

- **Behandlungsdauer:** 2 x 15 Minuten
- **Anzahl der Behandlungen:** 12 x
- **Behandlungsfrequenz:** 2 x pro Woche
- **Kräuterrezeptur** sinnvoll

Beurteilung

Die Einschätzung der Eignung dieser Indikation für die Behandlung mit Akupunktur beruht auf einem Ranking der Deutschen Zeitschrift für Akupunktur 1/2010 und auf eigener Erfahrung

- Maximal erreichbare Punktzahl: 5
- **Rangliste DZA 1/2010:** 4,7
  Beurteilung LWS-Syndrom allgemein
- **Eigene Einschätzung:** 4-5
  Gute Ergebnisse bei überwiegend muskulär bedingten Beschwerden und guter Energie.
  Deutlich schlechtere Ergebnisse bei Bandscheibenprolaps und fixierter knöcherner Enge (Spinalkanalstenose)

Quellen / LIteraturempfehlung

- **C. Focks:** Leitfaden Chinesische Medizin,
  6. Auflage. Urban & Fischer, München 2010: S. 1505
  7. Auflage. Therapie. Elsevier, München 2018: S. 740
- **J. Bachmann:** Chinesische Medizin in der Orthopädie. Urban & Fischer, München 2008: S. 287 ff
- **C.- H. Hempen:** Leitfaden Chinesische Rezepturen. Urban & Fischer, München 2006: S. 190
- **T. Ots:** Bewertung der Tauglichkeit von Akupunktur bei 62 Indikationen. Deutsche Zeitschrift für Akupunktur 1/2010: S. 34-40

Fernpunkte

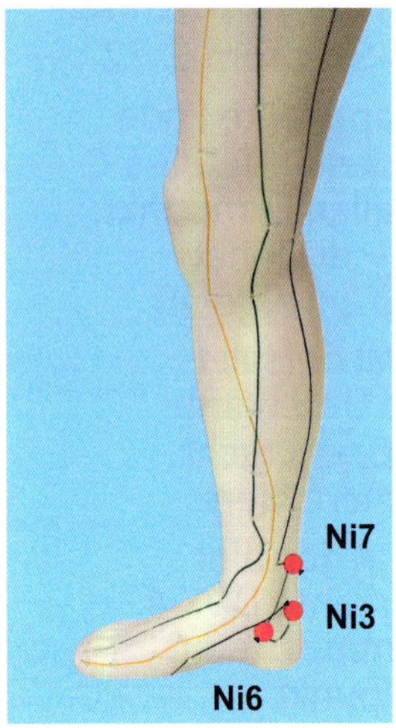

- **Ni3:** Mitte zwischen höchstem Punkt des Malleolus medialis und Achillessehne. T: 0,5-1 C senkrecht. Yuan Punkt. Tonisiert Niere generell. Vorsichtig stechen
- **Ni6:** Spalt zwischen Talus und Kalkaneus distal Malleolus medialis. T: 0,3-0,5 C senkrecht. Tonisiert Nieren-Yin
- **Ni7:** 2 C proximal Ni3 am ventralen Rand der Achillessehne. T: 0,5-1 C senkrecht. Tonisierungspunkt Niere. Tonisiert Nieren-Yang. Moxa möglich

Fernpunkte

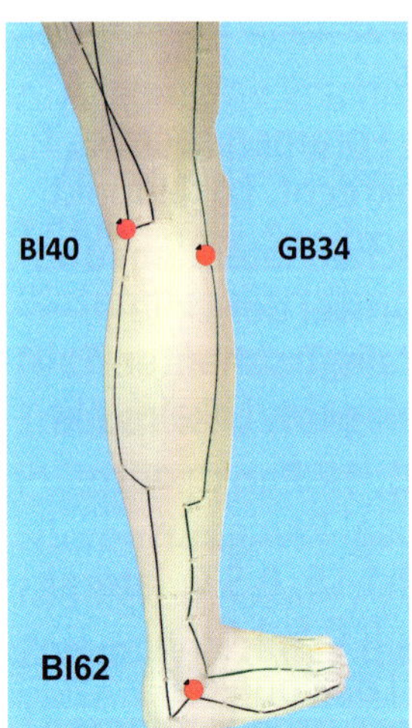

- **Gb34:** Grube je 1 C ventral und distal Fibulaköpfchen. T: 1-1,5 C senkrecht. Meisterpunkt der Sehnen
- **Bl40:** Mitte der Kniekehle auf Beugefalte. T: 1 C senkrecht. Fernpunkt Lumbalregion
- **Bl62:** Vertiefung distal Spitze Malleolus lateralis. T: 0,3 – 0,5 C senkrecht. Öffnet mit Dü3 - diagonal gestochen- das Lenkergefäß (DuMai):
  Männer: Dü3 links + Bl62 rechts
  Frauen: Dü3 rechts + Bl62 links

Kräuterrezeptur ➔ S. 126

- Akupunktur alleine bei Leerezuständen der Niere nicht ausreichend

➔ **begleitende Rezeptur:**

- Nieren-Yang-Mangel:
  - You Gui Wan
  - Tonisiert Nieren-Yang, wärmt Leere-Kälte
- Nieren-Yin-Mangel:
  - Liu Wei Di Huang Wan
  - Tonisiert Nieren-Yin, beseitigt Leere-Hitze

Moxibustion ➔ S. 22

- Tonisiert / wärmt Yang
- Wärmt lokale Schmerzpunkte LWS
- Fördert Qi- und Blutfluss
- Moxanadel: Metallgriff, raucharmes Moxa
- Nadel: 0,3 x 50 mm
- Z. B. vier Nadeln LWS und / oder Ni7
- Notfallklingel!
- Über Verbrennungsrisiko (Narben) aufklären!

Weitere Behandlungsmaßnahmen

- **Nieren-Yang-Mangel:**
  - Wärmelampe: über Schmerzregion während der Akupunkturbehandlung ➔ S. 21
  - Nadelmoxa: Moxakegel / raucharmes Moxa auf Akupunkturnadel an Lokalpunkten und Ni7 / Bl23
  - Kein Schröpfen bei Leerezuständen!
- **Nieren-Yin-Mangel:**
  - Wärmelampe mit Zurückhaltung anwenden
  - Kein Moxa bei klaren Yin-Mangel-Hitze-Zuständen
  - Kein Schröpfen bei Leerezuständen!
- **Kräuterrezeptur:** - **You Gui Wan**
  ➔ S. 126 - **Liu Wei Di Huang Wan**
- Chinesische Diätetik nach Syndromdiagnose
- Westliche Therapie: Physiotherapie, NSAR, Analgetika

Therapieschema

Beispiel Grundschema

- **Zuerst Du20 zum psychischen Ausgleich**
- **Dann Fernpunkte beidseits: Dü3, Gb34**
- **Tonisieren Nieren-Yin: Ni3 oder Ni6**
- **Tonisieren Nieren-Yang: Ni3 oder Ni7**
- **Nach Drehung: Lokalpunkte nach Schmerzlokalisation / Druckdolenz, z. B. Ashi-Punkte, Bl25, Bl28**
- **Dazu tonisieren Nieren-Yin und Yang: Bl23**
- **Dazu beidseits Bl40**

Nieren-Yang-Mangel: Nadelmoxa: Bl23, Ni7, Ashi

Nieren-Yin-Mangel: kein Moxa bei Hitzezeichen!

- **Wenige Nadeln da Leerezustand: Ca. 11 bis 13 Nadeln**
- **Tonisierende / neutrale Technik (geringe Stimulation)**

Behandlungsablauf

- Tonisierung der Leere hat wesentliche Bedeutung
- Du20 und Fernpunkte in Rückenlage 15 Minuten
- Danach Lokalpunkte, Bl23 und Bl40 in Bauch- oder Seitenlage 15 Minuten
- Bei Beschwerdepersistenz Öffnen Lenkergefäß mit Dü3 + Bl62 bei drei folgenden Behandlungen
  - Männer: Dü3 li.+ Bl62 re,. Frauen: Dü3 re + Bl62 li.
- Wärmelampe lokal oder Nadelmoxa auf Rückenpunkte wenn Kältegefühl bzw. Wärme lindernd
- **Behandlungsdauer:** 2 x 15 Minuten
- **Anzahl der Behandlungen:** 12 x
- **Behandlungsfrequenz:** 1-2 x pro Woche
- **Kräuterrezeptur** sinnvoll

Beurteilung

Die Einschätzung der Eignung dieser Indikation für die Behandlung mit Akupunktur beruht auf einem Ranking der Deutschen Zeitschrift für Akupunktur 1/2010 und auf eigener Erfahrung

- Maximal erreichbare Punktzahl: 5
- **Rangliste DZA 1/2010:** 4,7
  Beurteilung LWS-Syndrom allgemein
- **Eigene Einschätzung:** 3
  Zufriedenstellende Ergebnisse bei längerer Behandlung unter Einbeziehung der Leerezustände. Deutlich schlechtere Ergebnisse bei Bandscheibenprolaps und fixierter knöcherner Enge (Spinalkanalstenose)

Quellen / Literaturempfehlung

- **C. Focks:** Leitfaden Chinesische Medizin, 6. Auflage. Urban & Fischer, München 2010: S. 1505 ff, 1011, 1015
- 7. Auflage. Therapie. Elsevier, München 2018: S. 740, 149, 144
- **J. Bachmann:** Chinesische Medizin in der Orthopädie. Urban & Fischer, München 2008: S. 287 ff
- **C.-H. Hempen:** Leitfaden Chinesische Rezepturen. Urban & Fischer, München 2006: S. 384, 372
- **T. Ots:** Bewertung der Tauglichkeit von Akupunktur bei 62 Indikationen. Deutsche Zeitschrift für Akupunktur 1/2010: S. 34-40

2.12 LWS-Syndrom mit radikulärer Symptomatik

LWS-Syndrom

mit radikulärer Symptomatik

Stellenwert der Akupunktur

- Die Akupunkturbehandlung der Lumboischialgie ist bei mechanischer Irritation segmentaler nervaler Strukturen nur begrenzt erfolgreich
- Speziell der **akute Bandscheibenprolaps** bedarf der sorgfältigen schulmedizinische Abklärung zum Ausschluss der Notwendigkeit einer etwaig erforderlichen raschen chirurgischen Intervention
- Die Therapie richtet sich bei akutem Geschehen primär nach schulmedizinischen Konzepten
- Begleitend zur westlich-medikamentösen Therapie ist eine Akupunkturbehandlung zur Schmerzlinderung und zur Unterstützung sinnvoll

Fernpunkte

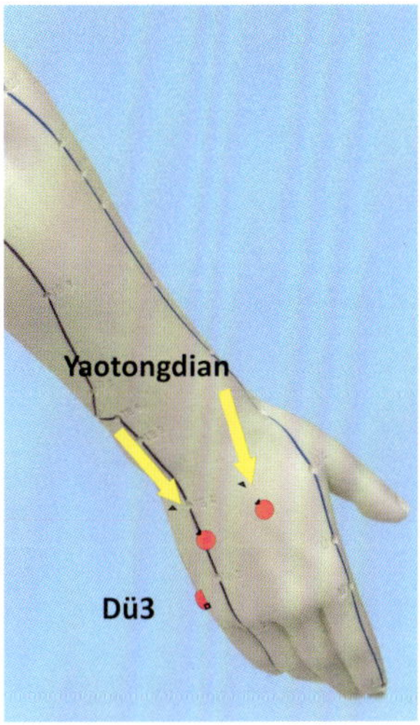

- **Yaotongdian (Ex-UE7):** Zwei Punkte am Handrücken zwischen MCP 2/3 und MCP 4/5, proximales Ende des interossären Spaltes. T: 0,5 C senkrecht. Genereller Lumbalgiepunkt
- **Dü3:** Laterale Handkante Ende Beugefalte Handteller. T: 0,5-1 C Richtung Handteller. Fernpunkt
- **Bl23:** 1,5 C lateral dorsaler Mittellinie Höhe Unterkante. LWK 2. T: 0,5-1 C senkrecht. Shu-Punkt. Tonisiert Niere

Lokalpunkte

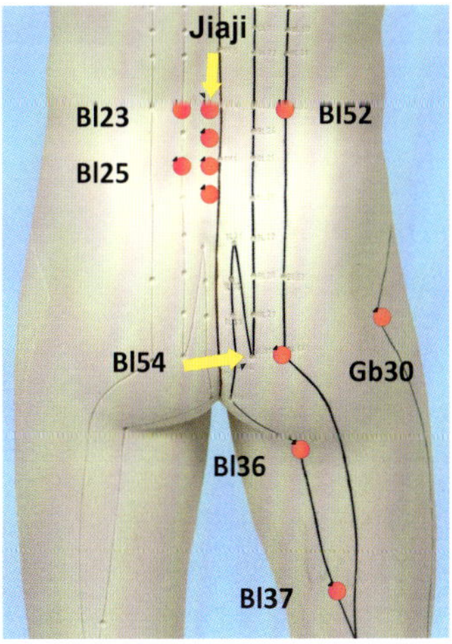

- **Bl25:** 1,5 C lateral dorsaler Mittellinie Höhe Unterkante LWK 4. Höhe Beckenkamm. T: 1,5 C senkrecht. Lokalpunkt
- **Bl54:** 3 C lateral dorsaler Mittellinie Höhe Foramen sacrale 4. T: 1,5 C senkrecht. Lokalpunkt
- **Gb30:** Zwischen lateralem und mittleren Drittel der Linie Hiatus sacralis - Trochanter. T: 1,5-3 C senkrecht. Lokalpunkt
- **Bl36:** Mitte untere quere Glutealfalte. T. 1-2 C senkrecht. Lokalpunkt

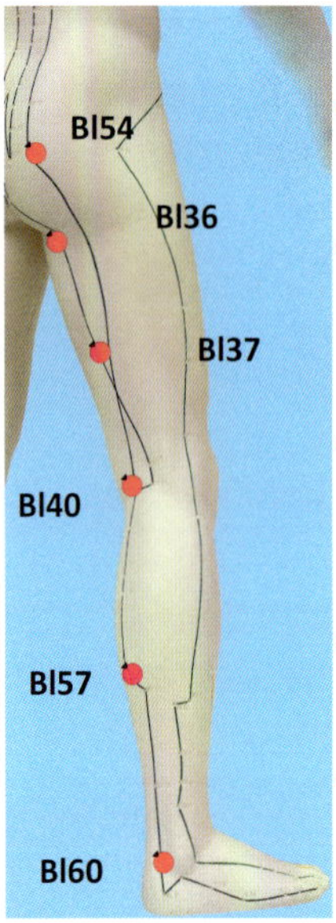

Meridianpunkte dorsal (Bl)

- **Bl37:** 6 C distal Bl36. T: 1 C senkrecht. Lokalpunkt
- **Bl40:** Mitte der Kniekehle auf Beugefalte. T: 1 C senkrecht. Fernpunkt Lumbalregion
- **Bl57:** Mitte zw. Bl40 und Bl60 zwischen Bäuchen des M. gastrocnemius. T: 1 C senkrecht. Lokalpunkt
- **Bl60:** Mitte Achillessehne / Malleolus lateralis. T: 0,5-1 C senkrecht. Fernpunkt
- **Ni3:** Tonisiert Niere. **Abb.** siehe LWS-Syndrom Nierenmangel S. 96

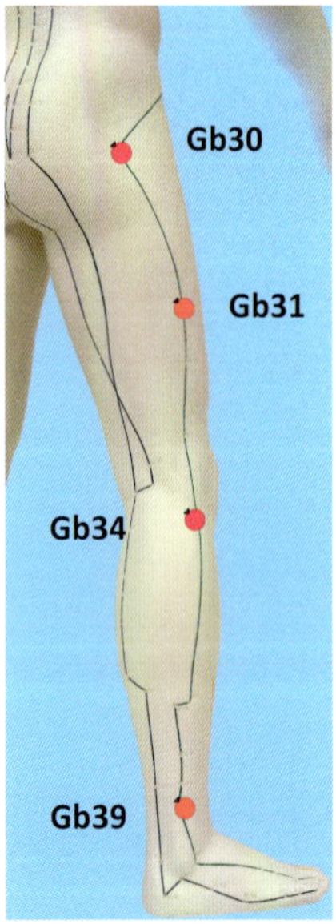

Meridianpunkte lateral (Gb)

- **Gb31:** Lateraler Oberschenkel Höhe Mittelfingerspitze bei angelegtem Arm. T: 1,5 C senkrecht. Lokalpunkt
- **Gb34:** Grube je 1 C ventral und distal Fibulaköpfchen. T: 1-1,5 C senkrecht. Meisterpunkt der Sehnen
- **Gb39:** Ventrale Kante Fibula, 3 C proximal Spitze Malleolus. T: 1-1,5 C senkrecht Lokalpunkt. Fernpunkt
- **Mi12:** 3,5 C lateral Mittellinie, lateral A. Iliaca, Höhe Oberrand Symphyse T: 0,5 – 1 C senkrecht. Lokalpunkt. Cave A. iliaca

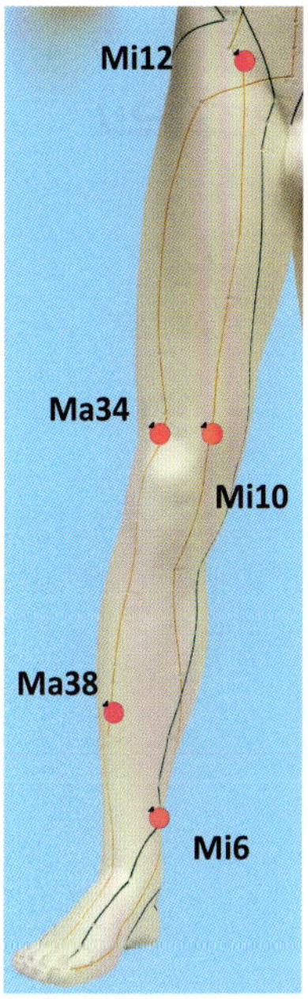

Meridianpunkte ventral (Ma + Mi)

- **Mi10:** 2 C proximal medialer Patella-oberrand bei gebeugtem Knie. T: 1 C senkrecht. Lokalpunkt
- **Mi6:** 3 C proximal medialer Malleolus-gipfel Hinterkante Tibia. T: 1 C senkrecht. Lokalpunkt. Tonisiert Yin
- **Ma34:** 2 C proximal lateraler Patella-oberrand bei gebeugtem Knie. T: 1-2 C senkrecht. Lokalpunkt
- **Ma38:** Mitte zw. Patellaunterkante und Malleolusspitze 1 Querfinger lateral Tibiakante. T: 1 C senkrecht. Fernpunkt

Weitere Behandlungsmaßnahmen

- **Schröpfen:** bei pseudoradikulärer Symptomatik mit lokaler Muskelverspannung, wenn Behandlung gut toleriert wird und gute Energie ➔ S. 23
Zurückhaltende Indikationsstellung bei BS-Prolaps!
- **Wärmelampe:** über Schmerzregion während Akupunktur, wenn als angenehm empfunden ➔ S. 21
- **Elektrostimulation** der Nadeln möglich bei Therapieresistenz ➔ S. 26
- NSAR, Analgetika
- Physiotherapie: Tui Na, Krankengymnastik
- **Chinesische Kräuterrezeptur:** entsprechend den Syndrommustern der LWS-Syndrome ➔ S. 97

Therapieschema

Beispiel Grundschema

- **Du20, dann beidseits Yaotongdian (Ex-UE7), oder bei dorsaler Ausstrahlung (Bl), auch Dü3**
- **Dazu beidseits Ni3 + Gb34**
- **Nach Drehung Lokalpunkte nach Schmerzort z. B.: Ashi-Pkt., Bl25, Bl28, Bl54, Gb30, Bl36**
  Bei starkem lokalem Schmerz zunächst nur Fernpunkte
- **Dazu Meridianpunkte Bein schmerzseitig nach Schmerzausstrahlung z. B.:**
  - **Ventral ➔ (Ma + Mi): Ma34, Ma 38 / Mi12, Mi10**
  - **Lateral ➔ (Gb) : Gb31, Gb34, Gb39**
  - **Dorsal ➔ (Bl) : Bl36, Bl40, Bl57, Bl60**
- **Neutrale Technik bei BS-Prolaps. Ca. 13 bis 15 Nadeln**

Behandlungsablauf

- Zu behandelnde Leitbahn anhand Schmerzort und Schmerzausstrahlung festlegen (Ma + Mi, Gb, Bl)
- Du20 + Fernpunkte beidseits in Rückenlage 15 Minuten
- Nach Drehung Lokalpunkte Rücken, dazu Meridianpunkte entsprechend Schmerzverlauf auf Schmerzseite 15 Min.
- Eventuell Elektrostimulation entlang des betroffenen Meridians (z. B. Ma34 > Ma38 oder Bl36 > Bl40 oder Gb31 > Gb34) ➔ S. 26
- Wärmelampe lokal auf Rückenpunkte nur wenn Wärme lindert bzw. Kältegefühl besteht
- Evtl. Schröpfen lokal auf Rückenpunkten (cave Prolaps!)
- **Behandlungsdauer:** 2 x 15 Minuten
- **Anzahl der Behandlungen:** 10 – 15 x
- **Behandlungsfrequenz:** 2 x pro Woche

Beurteilung

Die Einschätzung der Eignung dieser Indikation für die Behandlung mit Akupunktur beruht auf einem Ranking der Deutschen Zeitschrift für Akupunktur 1/2010 und auf eigener Erfahrung

- Maximal erreichbare Punktzahl: 5
- **Rangliste DZA 1/2010:** 4,4
- **Eigene Einschätzung:** 2-3
  Deutlich schlechtere Ergebnisse als bei unkomplizierten Lumbalgien, wenn mechanische Nervenirritation bei Bandscheibenprolaps und fixierter knöcherner Enge (Spinalkanalstenose)

Quellen / Literaturempfehlung

- **C. Focks:** Leitfaden Chinesische Medizin,
  6. Auflage. Urban & Fischer, München 2010: S. 1512
  7. Auflage. Therapie. Elsevier, München 2018: S. 748
- **J. Bachmann:** Chinesische Medizin in der Orthopädie. Urban & Fischer, München 2008: S. 295 ff
- **T. Ots:** Bewertung der Tauglichkeit von Akupunktur bei 62 Indikationen. Deutsche Zeitschrift für Akupunktur 1/2010: S. 34-40

2.13 Coxalgie

Coxalgie

Genese / Symptomatik / Systematik

Hüftschmerz mit Bewegungseinschränkung durch Überlastung, degenerative Veränderungen oder Trauma, eventuell mit lokaler Entzündungsreaktion und / oder muskulärer Fehlfunktion

TCM: Bi-Syndrom ➔ schmerzhafte Obstruktion von Qi/Blut durch eingedrungene Kälte, Nässe, Trauma

Auswahl **betroffener Meridian** nach Schmerzlokalisation:

- **Anterior** ➔ Schmerzpunkte im Verlauf von Taiyin ➔ Milz
- **Lateral** ➔Schmerzpunkte Verlauf von Shaoyang ➔ Gallenblase
- **Dorsal** ➔ Schmerzpunkte im Verlauf von Taiyang ➔ Blase

Therapie: Qi / Blut bewegen, pathogene Faktoren Kälte / Nässe ausleiten, wärmen

Lokalpunkte

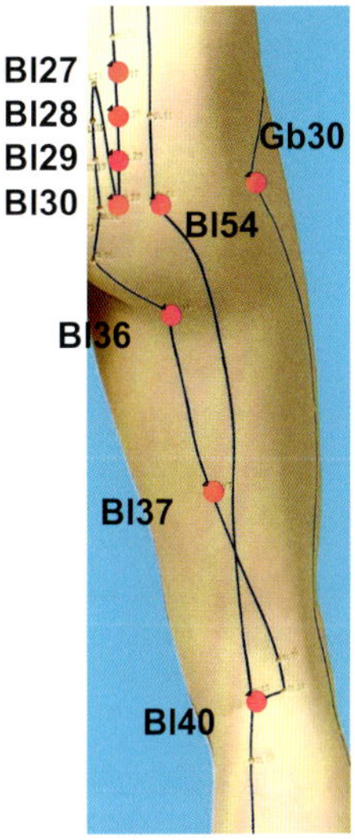

- **Ashi-Punkte:** Druckdolente Punkte ohne Definition
- **Bl27-30:** 1,5 C lateral Mittellinie Höhe Sakralforamina 1-4. T: 0,5-0,7 C senkrecht. Lokalpunkte
- **Bl54:** 3 C lateral Mittellinie Höhe Foramen sakrale 4. T: 1,5 C senkrecht. Lokalpunkt
- **Gb30:** Zwischen lateralem und mittlerem Drittel der Linie Trochanter / Hiatus sacralis. T: 1,5-3 C senkrecht. Lokalpunkt

Lokal / Fernpunkte

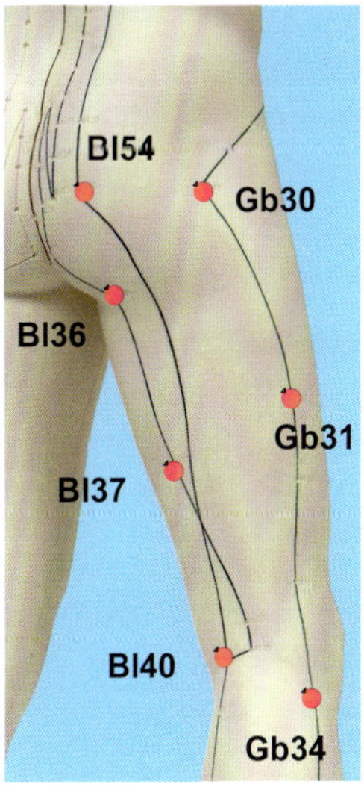

- **Bl36:** Mitte untere quere Glutealfalte. T: 1-2 C senkrecht. Lokalpunkt
- **Bl37:** 6 C distal Bl36. T: 1 C senkrecht. Lokalpunkt
- **Bl40:** Mitte der Kniekehle auf Beugefalte. T: 1 C senkrecht. Fernpunkt. Kühlt Hitze
- **Gb31:** Lateraler Oberschenkel Höhe Spitze Mittelfinger bei angelegtem Arm. T: 1-2 C senkrecht. Lokalpunkt

Lokal / Fernpunkte

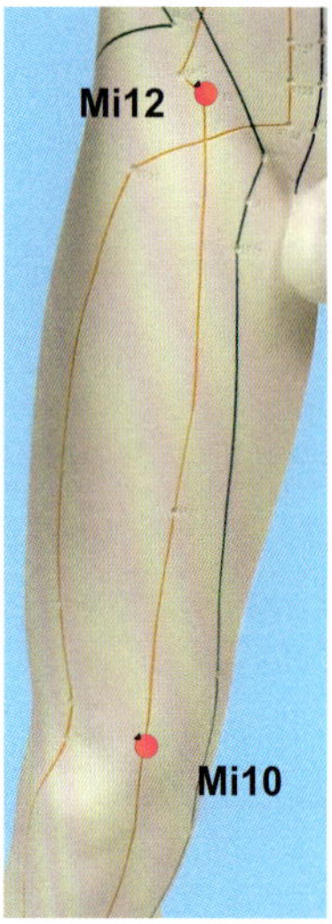

- **Gb34:** Grube je 1 C ventral und distal Fibulaköpfchen. T: 1-1,5 C senkrecht.
  Meisterpunkt der Sehnen
- **Mi12:** Auf Höhe der Symphyse, 3,5 C lateral Mittellinie, lateral Arteria iliaca. T: 0,5-1 C.
  Lokalpunkt. Cave A. iliaca
- **Mi10:** 2 C proximal medialer Patellaoberrand. Bei auf gebeugtes Knie gelegter Hand am Ende der Daumenspitze. T: 1 C senkrecht. Fernpunkt

Fernpunkte

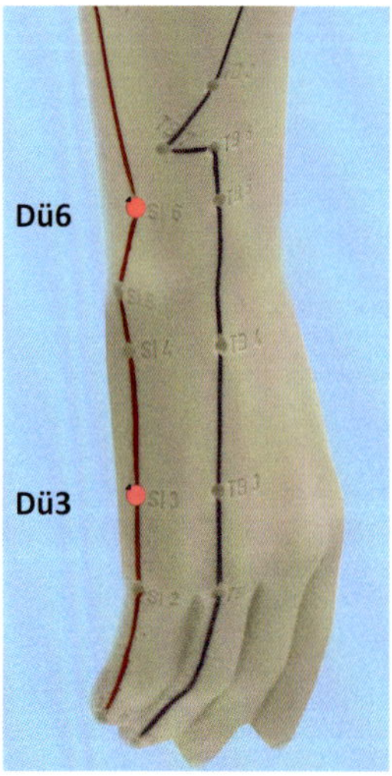

- **Dü3:** Laterale Handkante Ende Beugefalte Handteller.
  T: 0,5-1 C Richtung Handteller.
  Fernpunkt dorsaler Schmerz
  ➔ Taiyang-Achse (Bl + Dü)
- **Dü6:** Ulnare Streckseite Unterarm, Grube radial-proximal Processus styloideus Ulnae. Grube öffnet bei Supination der Hand. T: 0,5-0,8 schräg oder senkrecht. Fernpunkt Taiyang-Achse (Bl + Dü).
  Weniger schmerzhaft als Dü3

Blutiges Schröpfen

➔ S.25

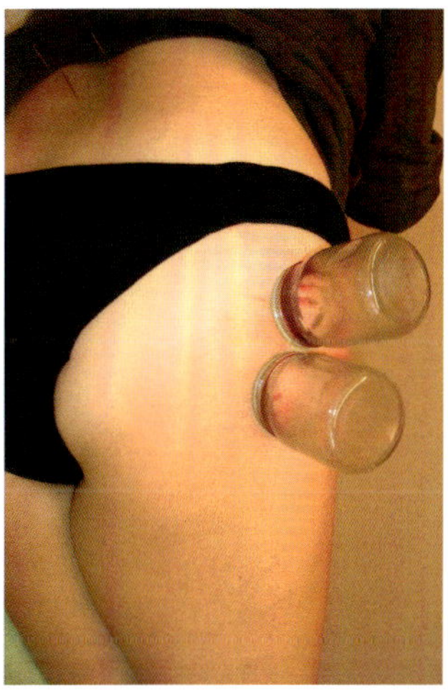

- Bei therapieresistenten Fällen mit Druckdolenz und Muskelhartspann
- TCM: Füllezustand mit Blutstagnation / Hitze

Vorgehen:

- Seitenlage
- Mehrere Teleangiektasien mit BZ-Lanzette punktieren
- Schröpfköpfe für 10 Min. belassen
- Infektionsschutz beachten!
- Nicht unter Antikoagulation!

Weitere Behandlungsmaßnahmen

- Wärmelampe: über Schmerzregion wenn Kälte-Symptomatik / Wärme angenehm empfunden ➔ S. 21
- Nadelmoxa: Moxakegel oder raucharmes Moxa auf Akupunkturnadeln an Lokalpunkten ➔ S. 22
  Über Verbrennungsrisiko (Narben) aufklären!
- Schröpfen: bei lokaler Muskelverspannung, wenn Behandlung gut toleriert wird und gute Energie. Kein Schröpfen bei Leerezuständen (Erschöpfung) ➔ S. 23
- Blutiges Schröpfen: bei Therapieresistenz mit lokaler Fülle / Blutstagnation (Teleangiektasien) ➔ S. 25
  Nicht unter Antikoagulation!
- Physiotherapie: Tui Na, Krankengymnastik
- NSAR, Analgetika

Therapieschema

Beispiel Grundschema

- **Lokalpunkte schmerzseitig: Ashi-Punkte / definierte Punkte nach Schmerzlokalisation**
- **Meridian- / Fernpunkte nach Schmerzlokalisation:**
  - **Anterior ➔ Mi-Meridian: Mi10 schmerzseitig**
  - **Lateral ➔ Gb-Meridian: Gb31 schmerzseitig**
  - **Dorsal ➔ Bl-Meridian: Bl40, Dü3 beidseitig**
- **Dazu beidseits: Gb34**
- **Bei Kälte / lokale Wärme angenehm: Wärmelampe / Moxa auf Lokalpunkte (z. B. Gb30, Bl54, Bl27-30)**
- **Bei Füllezustand: (blutig) Schröpfen**
- **Lokal sedierende Nadeltechnik (starke Stimulation), Fernpunkte neutral nadeln. Ca. 7 bis 12 Nadeln**

Behandlungsablauf

- Auswahl von Lokalpunkten / Leitbahnen nach Schmerzlokalisation, Ausstrahlung, Palpation
- Hartspann? Wärme angenehm / unangenehm?
- Fernpunkte nach Schmerzlokalisation Hüfte / Schmerzpunkten / Meridianverlauf
- Bei **Kältezuständen**: Wärmelampe / Nadelmoxa
- Bei Muskelhartspann / Füllezustand: Schröpfen
- Bei Therapieresistenz / Blutstagnation: Blutig Schröpfen
- **Behandlungsdauer:** 2 x 15 Minuten + evtl. Schröpfen Start in Rückenlage, dann Seitenlage
- **Anzahl der Behandlungen:** 12 x
- **Behandlungsfrequenz:** 2 x pro Woche

Beurteilung

Die Einschätzung der Eignung dieser Indikation für die Behandlung mit Akupunktur beruht auf einem Ranking der Deutschen Zeitschrift für Akupunktur 1/2010 und auf eigener Erfahrung

- Maximal erreichbare Punktzahl: 5
- **Rangliste DZA 1/2010:** 3,1
- **Eigene Einschätzung:** 3,5

Quellen / Literaturempfehlung

- **C. Focks:** Leitfaden Chinesische Medizin,
  6. Auflage. Urban & Fischer, München 2010: S. 1513
  7. Auflage. Therapie. Elsevier, München 2018: S. 749
- **J. Bachmann:** Akupunktur am Bewegungssystem, Enke im Thieme-Verlag, Stuttgart 2000: S. 126 ff
- **J. Bachmann:** Chinesische Medizin in der Orthopädie. Urban & Fischer, München 2008: S. 310 ff
- **T. Ots:** Bewertung der Tauglichkeit von Akupunktur bei 62 Indikationen. Deutsche Zeitschrift für Akupunktur 1/2010: S. 34-40

2.14 Gonalgie

Gonalgie

Genese / Symptomatik / Systematik

Knieschmerz mit Bewegungseinschränkung durch Trauma, Überlastung oder degenerative Veränderungen. Evtl. lokale Entzündungsreaktion, Schwellung, Gelenkerguss

TCM: Bi-Syndrom: schmerzhafte Obstruktion von Qi / Blut

- Trauma, Überlastung, Eindringen von Wind, Kälte, Nässe führen zu Qi- / Blutstagnation, Hitze, Nässe
- Wenn chronisch: auch beidseits mit Knie-Schwäche und allgemeiner Erschöpfung durch **Nieren-Leere**
- **Nieren-Yang-Mangel:** Schwäche, Adynamie, Müdigkeit, lokale / generelle Kälte, Blässe. Zunge blass, feucht, Puls dünn. Lokale Wärme lindert
- **Nieren-Yin-Mangel:** Schwäche, Unruhe, Müdigkeit, Leere-Hitze, Trockenheit, Wangenröte. Zunge rot, trocken, ohne Belag. Puls dünn, schnell

Therapie: Qi / Blut bewegen, pathogene Faktoren Kälte / Nässe ausleiten, **Nieren-Yin** / **Yang** tonisieren

Lokalpunkte

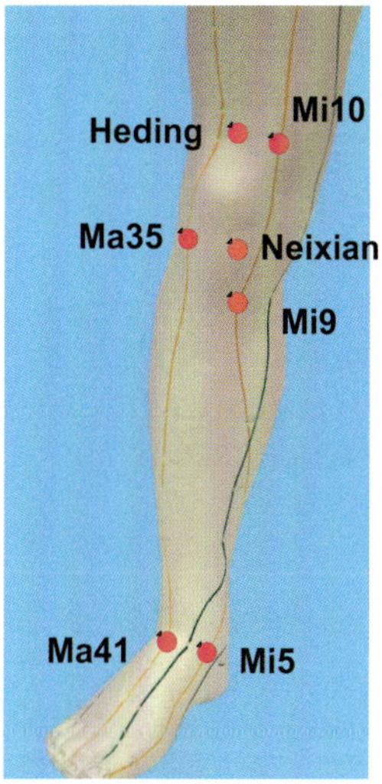

- **Ashi-Punkte:** Druckdolente Punkte ohne Definition
- **Heding (Ex-LE2):** Mitte Oberrand Patella. T: 0,5 C senkrecht. Lokalpunkt
- **Ma35:** Bei gebeugtem Knie in Grube unter Patella, lateral Ligamentum patellae. T: 0,5-1 C Richtung zentral. Lokalpunkt
- **Neixian (Ex-LE5):** Bei gebeugtem Knie in Grube medial Ligamentum patellae. T: 0,5- 1 C Richtung zentral. Lokalpunkt

➔ Ma35 + Neixian = „**Knieaugen**"

Fernpunkt / Syndrompunkte

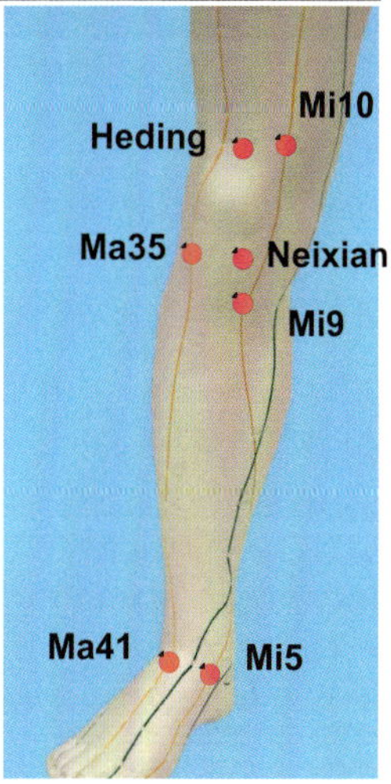

- **Mi10:** 2 C proximal medialer Patellaoberrand. T: 1 C senkrecht. Kühlt Hitze. Bei Arthritis
- **Mi9:** Grube distal und posterior med. Tibiakondylus. T: 1-1,5 C senkrecht. Beseitigt Ödeme. Bei Schwellung / Erguss
- **Ma41:** Mitte Sprunggelenks-beuge zwischen Sehnen M. extensor halucis longus und M. extensor digitorum longus. T: 0,3-0,5 C senkrecht. Fernpunkt lateraler Schmerz

Lokalpunkt / Syndrompunkt

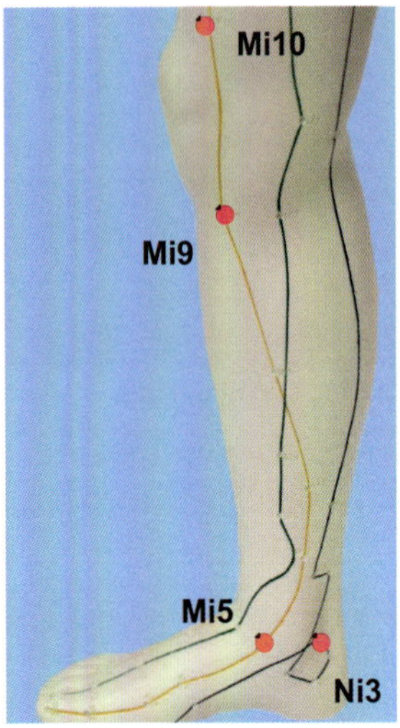

- **Mi5:** Grube ventral und distal Malleolus medialis.
  T: 0,2-0,3 C senkrecht. Fernpunkt medialer und zentraler Schmerz
- **Ni3:** Mitte zwischen höchstem Punkt des Malleolus medialis und Achillessehne. T: 0,5-1 C senkrecht. Yuan-Punkt der Niere. Tonisiert Niere generell. Vorsichtig stechen

➔ **Ni3 + Bl23** tonisieren Niere

Syndrompunkt / Meisterpunkt

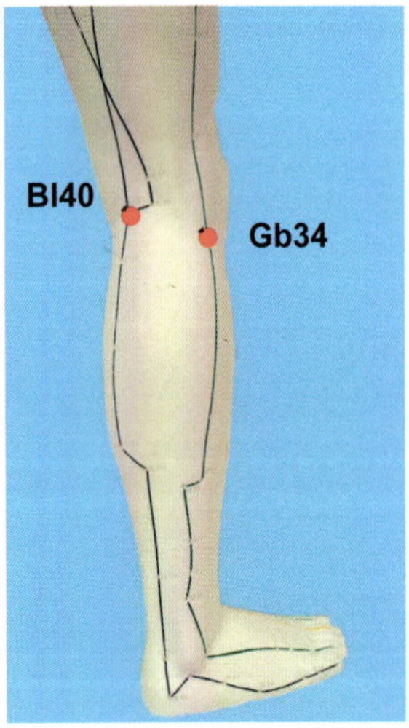

- **Gb34:** Grube je 1 C ventral und distal Fibulaköpfchen. T: 1-1,5 C senkrecht.
  Meisterpunkt der Sehnen
- **Bl40:** Mitte der Kniekehle auf Beugefalte. T: 1 C senkrecht. Lokalpunkt. Kühlt Hitze

Ohne Abb:

- **Bl23:** 1,5 C lateral dorsaler Mittellinie Höhe Unterkante LWK 2. T: 0,5-1 C senkrecht. Shu-Punkt der Niere. Stärkt Yin und Yang der Niere.
  Abb. siehe Akute Lumbalgie S. 77

Lokale Wärme

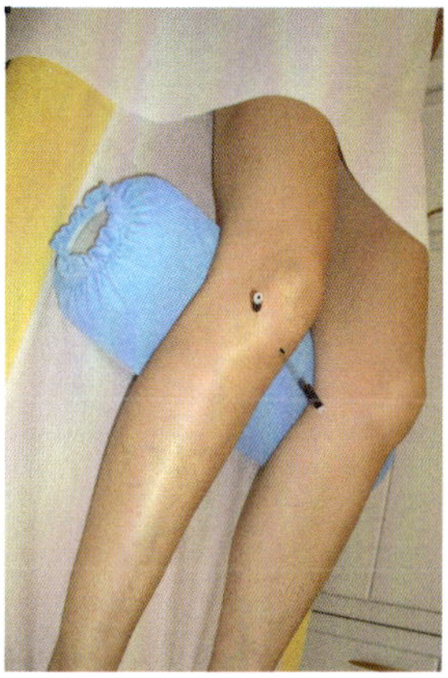

Wärmenadeln auf Ma35 + Neixian

➔ bei chron. Beschwerden mit Kälteempfindlichkeit (Arthrose)

➔ Wärme angenehm empfunden

➔ Keine Wärme bei lokaler Hitze (Entzündungszeichen), oder wenn Wärme unangenehm empfunden

- **Wärmelampe** ➔ S. 21
- **Nadelmoxa:** ➔ S. 22
  Moxanadeln an Lokalpunkten Ma35 und Neixiang (Ex-LE5).
  Nadel: 0,3 x 50mm, Metallgriff.
  Notfallklingel!
  Cave: Verbrennungsrisiko!

Weitere Behandlungsmaßnahmen

- Tapeverband
- Physiotherapie
- NSAR, Analgetika

- **Chinesische Kräuterrezeptur** ➔ S. 126
  Bei chronischen Beschwerden oft **Nieren-Leere** mit allgemeiner Erschöpfung / Knie-Schwäche
- **Nieren-Yang-Mangel:** Schwäche, Adynamie, Müdigkeit, lokale / generelle Kälte, Blässe. Zunge blass, feucht. Puls dünn. ➔ **You Gui Wan**
- **Nieren-Yin-Mangel:** Schwäche, Unruhe, Müdigkeit, Leere-Hitze, Trockenheit, Wangenröte. Zunge rot, ohne Belag, trocken. Puls dünn, schnell.
  ➔ **Liu Wei Di Huang Wan**

Therapieschema

Beispiel Grundschema

- **Lokalpunkte schmerzseitig nach Schmerzlokalisation: Ashi-Punkte, Neixian + Ma35, Bl40**
- **Fernpunkte nach Schmerzlokalisation beidseitig:**
  - **Lateral ➔ Ma-Meridian: Ma41**
  - **Medial / zentral ➔ Mi-Meridian: Mi5**
- **Dazu beidseits: Gb34**
- **Dazu bei Schwellung / Erguss: Mi9. Bei Hitze: Bl40, Mi10**
- **Dazu bei Erschöpfung / Nierenschwäche: Bl23, Ni3 beidseitig. Evtl. Kräuterrezeptur**
- **Bei Kälte / lokale Wärme angenehm: Wärmelampe, Nadelmoxa auf Ma35 + Neixiang**
- **Neutrale Nadeltechnik. 7 bis 12 Nadeln**

Behandlungsablauf

- Palpation des Knies zur Auswahl von schmerzhaften Lokalpunkten / Leitbahnen
- Erguss? Schwellung? Entzündung? Wärme angenehm?
- Fernpunkte nach Schmerzlokalisation Knie / Meridianverlauf
- Bei **Kältezuständen / chronischen Verläufen**: Wärmelampe / Nadelmoxa
- Bei **Nieren-Leere**: Kräuterrezeptur sinnvoll
- **Behandlungsdauer:** 2 x 15 Minuten. Drehen des Patienten. Zuerst frontale dann dorsale Punkte
- **Anzahl der Behandlungen:** 12 x.
- **Behandlungsfrequenz:** Chronisch 2 x pro Woche, akut 3 x pro Woche

Beurteilung

Die Einschätzung der Eignung dieser Indikation für die Behandlung mit Akupunktur beruht auf einem Ranking der Deutschen Zeitschrift für Akupunktur 1/2010 und auf eigener Erfahrung

- Maximal erreichbare Punktzahl: 5
- **Rangliste DZA 1/2010:** 4,2
- **Eigene Einschätzung:** 4
  Bei sehr fortgeschrittener Gonarthrose und bei ausgeprägter Meniskusläsion deutlich schlechtere Erfolgsaussichten

Quellen / Literaturempfehlung

- **C. Focks:** Leitfaden Chinesische Medizin,
  6. Auflage. Urban & Fischer, München 2010: S. 1514
  7. Auflage. Therapie. Elsevier, München 2018: S. 749
- **J. Bachmann:** Akupunktur am Bewegungssystem. Enke im Thieme-Verlag, Stuttgart 2000: S. 137 ff
- **J. Bachmann:** Chinesische Medizin in der Orthopädie. Urban & Fischer, München 2008: S. 327 ff
- **C.-H. Hempen:** Leitfaden Chinesische Rezepturen. Urban & Fischer, München 2006: S. 372, 386
- **T. Ots:** Bewertung der Tauglichkeit von Akupunktur bei 62 Indikationen. Deutsche Zeitschrift für Akupunktur 1/2010: S. 34-40

2.15 Achillodynie

Achillodynie

Genese / Symptomatik/ Systematik

- Tendinopathie der Achillessehne, meist durch Überlastung / Fehlbelastung,
- Entzündungsreaktion auf mechanische Schädigung durch Mikrotraumata des Sehnengewebes
- Überwiegend Belastungsschmerz
- Schmerzhafte, druckdolente Schwellung der Achillessehne / des Sehnenansatzes
- Druckdolente Triggerpunkte im Bereich der Wadenmuskulatur

TCM: Bi-Syndrom → schmerzhafte Stagnation von Qi und Blut. Schwellung = Nässe

Therapie: Qi / Blut bewegen. Nässe ausleiten

Lokalpunkte / Syndrompunkte / Meisterpunkt

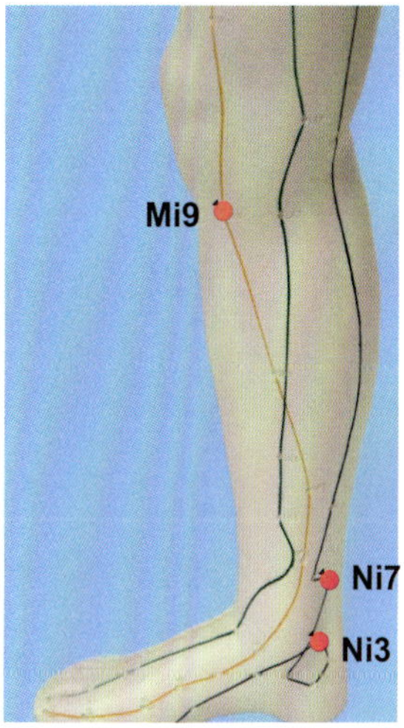

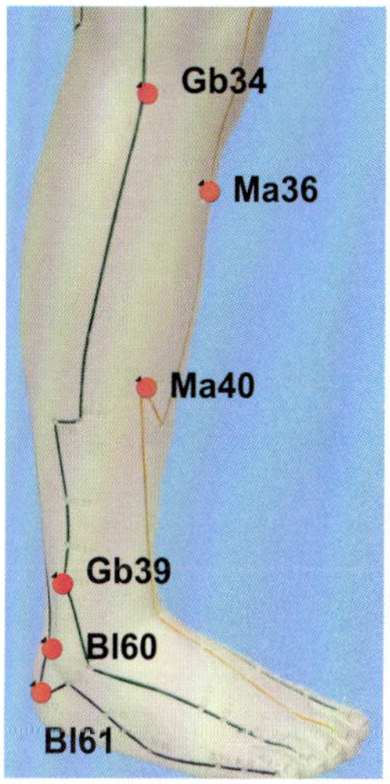

Lokalpunkte / Syndrompunkt

- **Ashi-Punkte:** Druckdolente Punkte ohne Definition
- **Ni3:** Mitte zwischen höchstem Punkt des Malleolus medialis und Achillessehne. T: 0,5-1 C senkrecht. Lokalpunkt. Vorsichtig stechen
- **Ni7:** 2 C proximal Ni3 am ventralen Rand der Achillessehne. T: 0,5-1 C senkrecht. Lokalpunkt
- **Bl60:** Mitte zwischen höchstem Punkt des Malleous lateralis und Achillessehne. T: 0,5-1 C senkrecht. Lokalpunkt
- **Bl61:** 1,5 C distal Bl60 am Ansatz der Achillessehne am Calcaneus. T: 0,3-0,5 C senkrecht. Lokalpunkt
- **Mi9:** Grube distal-posterior medialer Tibiakondylus. T: 1-1,5 C senkrecht. Beseitigt Ödeme / Schwellung

Meisterpunkt / Meridianpunkte

- **Gb34:** Grube je 1 C ventral und distal Fibulaköpfchen. Meisterpunkt der Sehnen. T: 1-1,5 C senkrecht. Entspannt Sehnen / Muskeln
- **Gb39:** 3 C proximal Spitze Malleolus lateralis am ventralen Fibularand. T: 1-1,5 C senkrecht. Lokalpunkt
- **Ma40:** Mitte zwischen Kniegelenkspalt und Malleolusspitze, 1,5 C lateral Tibiakante. T: 1-1,5 C senkrecht. Lokalpunkt, beseitigt Ödem
- **Ma36:** 3 C distal Patellaunterrand, 1 Fingerbreite lateral Tibiakante. T: 1-2 C senkrecht. Entspannt Muskel

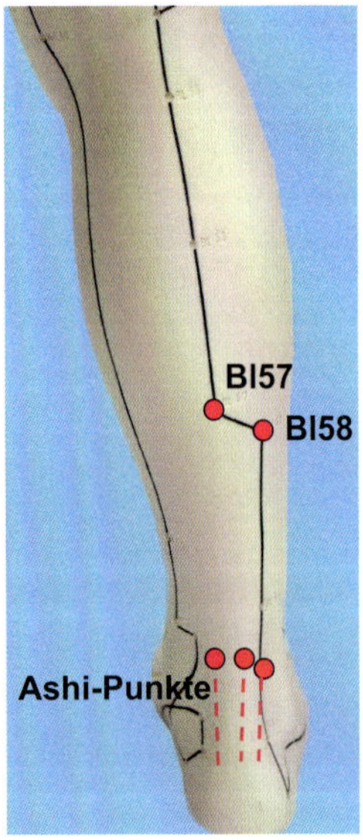

Lokalpunkte

- **Bl57:** Zwischen den Bäuchen des M. gastrocnemius. T: 1-2 C senkrecht. Entspannt Muskel
- **Bl58:** Je 1 C distal und lateral Bl57. T: 1-1,5 C senkrecht. Entspannt Muskel
- **3 Ashi-Punkte:** Entlang der Achillessehne nach distal. Nadelverlauf streng subcutan. Sehne nicht anstechen! Lokalpunkte. Bei starker Schmerzhaftigkeit Punkte in Umgebung wählen

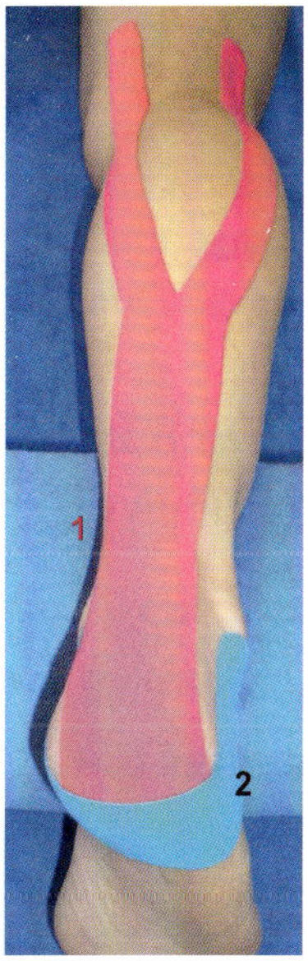

Tapeverband

- Nach jeder Akupunkturbehandlung
- Tapebreite 5 cm
- Muskel maximal vorgedehnt
- Anlage von distal nach proximal
- Entlang Muskel-Sehnen-Verlauf
- Über Sehne Tape stark gedehnt,
- Über Muskel geringe Dehnung
- Anfang und Ende des Tapes je 5 cm ohne Dehnung
- Reihenfolge: Tape 1, dann Tape 2
- Belassen bis nächste Behandlung

Weitere Behandlungsmaßnahmen

Immer:
- Elastischer Tapeverband
- Sportpause / Schonung
- Dehnungsübungen: Vorfuß auf Treppenstufe
- Phlogenzym mono Tabl. 2x1
- **Fakultativ:**
- Schuhwechsel zur Entlastung des Sehnenansatzes
- Fersenkeil
- NSAR, Analgetika

Nach Akutphase:
- Physiotherapie

Über den Autor

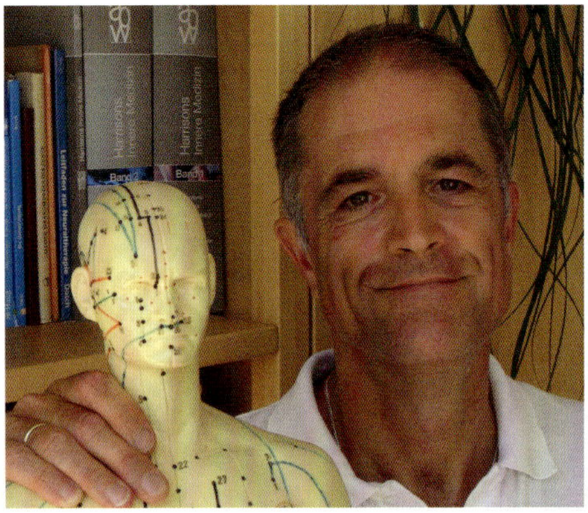

Dr. med. Michael Rupprecht
Facharzt für Allgemeinmedizin – Naturheilverfahren – Akupunktur

- Landarzt 1993 bis 2003
- Akupunktur/TCM seit 1994
- Mitbegründer der Freiburger Kurse für TCM und Naturheilverfahren am Universitätsklinikum Freiburg 2001
- Mitbegründer des Zentrums für TCM und Naturheilverfahren am Klinikum Konstanz 2004
- TCM-Praxis in Sigmaringen seit 2008
- Lehrbeauftragter für Naturheilkunde der Universität Freiburg/Br. 2009–2016
- Dozent des Zentralverband der Ärzte für Naturheilverfahren und Regulationsmedizin ZAEN

Informationen zu Akupunktur/TCM-Weiterbildungskursen für Ärztinnen und Ärzte mit Dr. Rupprecht finden Sie unter `http://www.tcm-sigmaringen.de`

`www.tcm-sigmaringen.de`

Anhang

Kräuterrezepturen

Kräuterrezepturen aus der chinesischen Medizin
Akupunktur, Schröpfen und lokal wärmende Verfahren gelten als äußere Therapieverfahren der TCM. Sie wirken über mechanische Reize lokal, sowie regional und systemisch durch Einwirkung auf das Nervensystem und kommen bei der Behandlung orthopädischer Krankheitsbilder primär und meist alleine zum Einsatz.
Kräuterrezepturen stellen die Arzneitherapie der TCM dar und gelten als inneres Therapieverfahren. Sie finden bei orthopädischen Beschwerden dann ergänzende Anwendung, wenn tieferliegende Störungen, wie generelle Kälte, Stagnation oder Erschöpfungszustände, mitbehandelt werden sollen.
Chinesische Arzneirezepturen werden als Dekokte oder als Granulatmischungen verordnet.

Auf den nächsten Seiten sind folgende Rezepturen zu finden:

- *Liu Wei Du Huang Wan* – Tonisiert das Nieren-Yin
- *You Gui Wan* – Tonisiert und wärmt das Nieren-Yang, stärkt die Essenz Jing
- *Xiao Yao San* – Reguliert den Leber-Qi-Fluss, tonisiert das But, stärkt die Milz
- *Du Huo Ji Sheng Tang* – Leitet Wind-Nässe aus, beseitigt schmerzhafte Obstruktion, tonisiert
- *Juan Bi Tong* – Beseitigt Wind, Kälte und Nässe, lindert Schmerz
- *Shen Tong Zhu Yu Tang* – Beseitigt Blut-Stase, bewegt das Qi, lindert Schmerz

Liu Wei Di Huang Wan

Rhemanniae Glutinosae Conquitae Rx.	Shu Di Huang	32%
Corni Officinalis Fr.	Shan Zhu Yu	16%
Dioscorae Oppositae Rx.	Shan Yao	16%
Poriae Cocos Sclerotium	Fu Ling	12%
Moutan Radicis Cx.	Mu Dan Pi	12%
Rz Alismatis Orientalis	Ze Xie	12%

Tonisiert das Nieren-Yin

You Gui Wan

Rhemanniae Glutinosae Conquitae Rx.	Shu Di Huang	24,6%	
Corni Officinalis Fr.	Shan Yu Rou	12,3%	X
Lycii Fr.	Gou Qi Zi	12,3%	
Eucommiae Ulmoides Cx.	Du Zhong	12,3%	
Dioscorae Oppositae Rx.	Shan Yao	12,2%	
Cuscutae Chinensis Sm.	Tu Si Zi	12,3%	
Cinnamomi Cassiae Cx.	Rou Gui	6,1%	X
Lateralis Aconiti Carmichaeli Praeparatae Rx.	Fu Zi	6,1%	
Angelicae Sinensis	Dang Gui	0,9%	X

Tonisiert und wärmt das Nieren-Yang, stärkt die Essenz-Jing

Xiao Yao San

Zingiberis Officinalis Rz.	Gan Jiang	14,3 %	x
Poriae Cocos Sclerotium	Fu Ling	14,3 %	
Paeoniae Lactiflorae Rx.	Bai Shao Yao	14,3 %	
Bupleuri Rx.	Chai Hu	14,3 %	
Atractylodis Macrocephalae Rz.	Bai Zhu	14,3 %	
Angelicae Sinensis Rx.	Dang Gui	14,3 %	
Menthae Haplocalycis Hb.	Bo He	7,1 %	x
Glycyrrhizae Uralensis Rx.	Zhi Gan Cao	7,1 %	x

Reguliert den Leber-Qi-Fluss, tonisiert das But, stärkt die Milz

Du Huo Ji Sheng Tang

Angelicae Pubescentis Rx.	Du Huo	11.8%	
Loranthi Ra.	Sang Ji Sheng	6,3%	
Ledebouriellae Divericatae Rx.	Fang Feng	6,3%	
Rehmanniae Glutinosae Rx.	Shu Di Huang	6,3%	
Poriae Cocos Sclerotium	Fu Ling	6,3%	x
Peoniae Lactiflorae Rx.	Bai Shao Yao	6,3%	
Glycyrrhizae Uralensis Rx.	Gan Cao	6,3%	x
Ginseng Rx.	Ren Shen	6,3%	
Gentianae macrophyllae Rx.	Qin Jiao	6,3%	
Eucommiae Ulmoidis Cx.	Du Zhong	6,3%	
Achyranthis Bidentatae Rx.	Chuan Niu Xi	6,3%	
Cinnamomi Cassiae Ra.	Rou Gui	6,3%	x
Ligustici Chuanxiong Rx.	Chuan Xiong	6,3%	
Asari Hb. cum Rx.	Xi Xin	6,3%	
Angelicae Sinensis Rx.	Dang Gui	6,3%	x

Leitet Wind-Nässe aus, beseitigt schmerzhafte Obstruktion, tonisiert

Juan Bi Tong

Ledebouriellae Divericatae Rx.	Fang Feng	13,1%
Peoniae Rubrae Rx.	Chi Shao Yao	13,1%
Notopterygii Rx. et Rz.	Qiang Huo	13,1%
Curcumae Longae Rz.	Jiang Huang	13,1%
Astragali Membranaceae Rx.	Huang Qi	13,1%
Angelicae Sinensis Rx.	Dang Gui	13,1%
Zingiberis Recens Rz.	Sheng Jiang	9,8%
Jujubae Fr.	Da Zao	6,7%
Glycyrrhizae Uralensis Rx.	Zhi Gan Cao	4,9%

Beseitigt Wind, Kälte und Nässe, lindert Schmerz

Shen Tong Zhu Yu Tang

Cyathulae Officinalis Rx.	Chuan Niu Xi	7,9%
Ligustici Cuanxiong Rx.	Chuan Xiong	9,4%
Angelicae Sinensis Rx.	Dang Gui	13,9%
Lumbricus	Di Long	5,3%
Glycyrrhizae Uralensis Rx.	Gan Cao	9,3%
Carthami Tinctorii Fl.	Hong Hua	13,9%
Myrrha	Mo Yao	9,3%
Notopterygii Rz.	Qiang Huo	4,6%
Gentianae Macrophyllae Rx.	Qin Jiao	4,6%
Persicae Sm.	Tao Ren	13,9%
Gummi Olibanum	Ru Xiang	5,3%
Cyperi Rotundi Rz.	Xiang Fu	2,6%

Beseitigt Blut-Stase, bewegt das Qi, lindert Schmerz